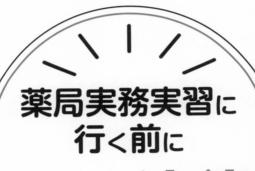

薬局実務実習に行く前に

知っておきたい 法律知識

白神 誠

はじめに

翔・夏実 　「先生、卒業研究では何に取り組めばよいですか？」

白神先生 　「実務実習に必要な法規や制度の知識について、教材を作りたいと思っているのですが、それを手伝ってもらえませんか。」

翔・夏実 　「はい、でも、実務実習に法規や制度の知識が必要なのですか？」

白神 　「薬剤師の仕事は、社会保障制度の下で行われます。報酬も社会保障制度から支払われますね。薬剤師の実務は見よう見まねでも行えますけど、法律や制度を知らずに行うのは危険極まりありません。」

翔 　「交通法規を知らずに運転するようなものですね。」

白神 　「でも、実務実習では法規や制度の知識を教えてはくれません。だから、事前に身に着けておく必要があるのです。」

夏実 　「薬剤師でいる限り、法規や制度の知識は必須ということですね。」

白神 　「その通りです。最近薬局での不祥事が続いていますが、原因は薬局の経営者や薬剤師の法規や制度についての知識の欠如です。」

白神 　「それと、法規や制度は人が作ったものですから、それを作った背景とか理由があるはずです。それを実務実習を行う中で感じ取ってほしいのです。」

翔 　「法規や制度を実務と照らし合わせてみるとそういった法規や制度が作られた理由が理解できるということですね。」

夏実 　「でも、法規や制度については講義がありましたし、CBTに向けても勉強します。どうして新たに教材を作る必要があるのですか？」

白神　「法規・制度についての講義では、法律の条文に沿って説明があったのではないですか？」

翔　「はい。はじめは医薬品医療機器等法で、次は薬剤師法でした。」

白神　「だとすると、実務を行うのに必要なことがどこに規定されているのかさがすのは大変ですよね。これでは、せっかく教わったことを実務実習に生かすことができません。例えば薬局を考えてみると、薬局の許可は医薬品医療機器等法です。そこで働く薬剤師は薬剤師法に従い、保険調剤なら健康保険法に従います。取り扱う製品は医薬品医療機器等法の許可の下に製造販売され、場合によっては、麻薬及び向精神薬取締法や覚醒剤取締法の規制を受けます。だから、実務に沿った形で法規・制度を整理した教材が必要だと考えたのです。」

夏実　「そうすると、先生がお書きになった教科書などを実務に沿った形で整理すればよいということですか？」

白神　「会話形式にしてはどうでしょうか。その方が、場面を思い描きやすいと思うのです。」

翔・夏実　「わかりました。早速取り掛かります。」

・・・・

夏実　「先生。原稿が一部出来たので見てください。会話形式にして、頭にすっと入るのですけど、何が大切なのかうまく整理できません。」

白神　「それでは、各章の最後に『Key points』を設けて、覚えておくべきことを箇条書きで示すことにしましょう。」

白神　「それから教材が出来上がったら薬事日報社が出版してくれることになりました。」

翔・夏実　「それはすごいです！」

翔　　「実務実習事前学習の教科書に使ってもらえますね。」

夏実　「実務実習中もそばに置いておきたいです。」

白神　「指導薬剤師の先生にも利用してもらえればと思っているの
です。」

翔　　「国師対策にも使えますね。」

白神　「法規や制度の範囲の８割方はカバーしていますからね。完
成を目指して、頑張りましょう。」

翔・夏実　「はい！」

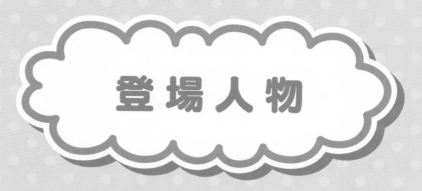

登場人物

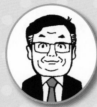
白神先生（大学の教授）

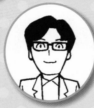
翔君（学生）

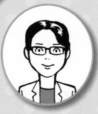
夏実さん（学生）

田中指導薬剤師
（薬局、女性）

林管理薬剤師
（ドラッグストア、男性）

山川指導薬剤師
（病院、男性）

目　次

はじめに ……………………………………………………………… 3

第1章　実習に行く前に

1−1　薬学生は資格がないのにどうして調剤ができるのか …… 12
1−2　わが国の社会保障制度、社会保障制度にかかる費用 ……… 16
1−3　国民医療費 ………………………………………………… 19
1−4　保険の仕組み、国民皆保険 ……………………………… 23
1−5　医療保険制度の仕組み …………………………………… 27
1−6　保険医療機関・保険薬局の指定、保険医・保険薬剤師の
　　　登録、薬担規則 ………………………………………… 30
1−7　混合診療の禁止、診療報酬の支払い方式 ……………… 35
1−8　薬価制度 …………………………………………………… 38
1−9　高齢者の医療の確保、特定健康診査・特定保健指導 …… 42
1−10　介護保険制度 ……………………………………………… 46

第2章　薬局実習その1

2−1　調剤を行える場所、薬局開設の許可 …………………… 54
2−2　薬局の業務を行う体制 …………………………………… 58
2−3　薬局開設者の遵守事項 …………………………………… 62
2−4　管理薬剤師、学校薬剤師 ………………………………… 67
2−5　保険処方箋 ………………………………………………… 71
2−6　処方欄の読み方、分割調剤 ……………………………… 77
2−7　毒劇薬の取扱い、麻薬の調剤 …………………………… 81
2−8　麻薬の取扱い ……………………………………………… 84

2-9 その他の規制薬物の取扱い ……………………………… 88

2-10 ジェネリック医薬品、バイオシミラー ………………… 92

2-11 個人情報の保護、情報の提供と薬学的知見に基づく指導
……………………………………………………………… 98

2-12 調剤報酬（調剤基本料、調剤料） ……………………… 103

2-13 調剤報酬（薬学管理料、薬剤料、特定保険医療材料料）
……………………………………………………………… 108

2-14 処方欄への記載、調剤録への記載 ……………………… 111

2-15 在宅医療 …………………………………………………… 114

第3章　薬局実習その2

3-1 医薬品の定義、医薬品の販売業 ………………………… 120

3-2 医薬品の区分 ……………………………………………… 125

3-3 要指導医薬品・一般用医薬品を販売する、登録販売者
……………………………………………………………… 130

3-4 一般用医薬品等を販売するにあたって留意すべき事項
……………………………………………………………… 135

3-5 薬局製造販売医薬品、薬局医薬品 ……………………… 139

第4章　薬局実習が終わって

4-1 患者のための薬局ビジョン ……………………………… 144

第5章　病院実習

5-1 病院等について、薬剤師の員数 ………………………… 150

5-2 チーム医療、各種医療スタッフ ………………………… 156

5-3 治験、ＣＲＣ …………………………………………… 161

5-4 治験薬、治験と臨床研究 ………………………………… 166

5−5　医薬品の開発 ……………………………………… 169

5−6　特許制度、再審査制度、製造販売後調査、副作用報告
　　　……………………………………………………… 175

5−7　ドラッグ・インフォメーション ……………………… 181

5−8　副作用被害救済制度 …………………………………… 186

5−9　生物由来製品、感染等被害救済制度 ……………… 192

第6章　実習が終わって

6−1　レギュラトリー・サイエンス ……………………… 198

索引 ………………………………………………………… 201

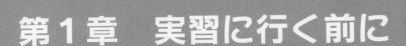

第1章　実習に行く前に

1−1　薬学生は資格がないのにどうして調剤ができるのか
1−2　わが国の社会保障制度、社会保障制度にかかる費用
1−3　国民医療費
1−4　保険の仕組み、国民皆保険
1−5　医療保険制度の仕組み
1−6　保険医療機関・保険薬局の指定、保険医・保険薬剤師
　　　の登録、薬担規則
1−7　混合診療の禁止、診療報酬の支払い方式
1−8　薬価制度
1−9　高齢者の医療の確保、特定健康診査・特定保健指導
1−10　介護保険制度

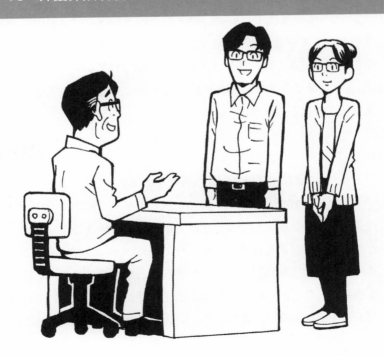

1−1 | 薬学生は資格がないのに どうして調剤ができるのか

白神先生　「こんにちは。来週からいよいよ実務実習ですね。」

翔　「はい。実際に調剤ができると思うとわくわくします。」

夏実　「ちゃんと患者さんとコミュニケーションがとれるか不安ですが、学んだことが活かせるように頑張りたいです。」

白神　「不安はあると思うけどそれぞれ前向きに考えているようでよかったです。実務実習では実際に患者さんへの服薬指導、調剤を行うことになるけど調剤を行えるのは誰か覚えていますか？」

夏実　「薬剤師法では販売、授与の目的で調剤を行えるのは薬剤師だけとなっていました。あと例外的に医師、歯科医師、獣医師が、自身の処方箋により自ら調剤するときが認められていたと思います。」

白神　「そうですね。だとすると薬学生は実習に行っても調剤は行えないことになりますよね。」

翔　「確かにそうですね…考えてもみなかったです。」

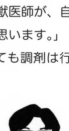

夏実　「ではなぜ実習で調剤が行えるのですか？」

白神　「それは形式的には違法なのですが、実質的に違法性がないと解釈できるだけの条件整備を行うことで薬学生の行為に適法性を持たせているからなのです。ここでいう条件整備とは、無資格の薬学生が調剤などを行うことを、それに係わる患者さんなどから同意を得ることを前提として、薬学生が行う行為が、質の高い薬剤師を養成するという教育上の観点からの目的に沿っ

第1章

第2章

第3章

第4章

第5章

第6章

たもの（目的の正当性）であり、かつ薬剤師による行
為と同程度の安全性が確保されているもの（行為の相
当性）であるという状態にすることです。」

翔　「そうなると調剤するたびに患者さんに同意
を得なければならないことになりますよね。」

白神　「患者さん一人一人から直接同意を得なくても、薬学生が実
習でこういうことをしますのでご理解くださいなどといった内容をポ
スターなどで提示することで包括的な同意を得たということになりま
す。」

夏実　「では、薬学生の行為の相当性はどうやって担保するのです
か？」

翔　「そのために全国共通の客観試験シービーティー（ＣＢＴ：
Computer-Based Testing）や客観的臨床能力試験オスキー（ＯＳ
ＣＥ：Objective Structured Clinical Examination）があるんじゃ
ないかな？」

白神　「その通りです。でも本当は試験に合格することよりも、ど
ういう教育を受けてきたかの方が重要です。そのため各大学の６年制
薬学教育が適切かどうかについて第三者による評価が行われていま
す。」

夏実　「薬学生側の資質に問題がなければ、実習はどこの施設で
行ってもよいということになるのですか？」

白神　「いいえ。薬学生を指導する受入施設側の薬剤師には、薬学
生を指導・監督するのに必要な資質を有していることが必要です。実
習を行う施設はそういった指導薬剤師がいる施設でなければなりませ
ん。指導薬剤師の先生は十分な実務経験を持つだけでなく、薬学生を
指導するということについても頼りになる薬剤師なのです。」

翔　「薬学生の行為が認められたとして、薬学生の調剤によって
患者さんに被害が及んだ場合は薬学生が責任をとるということになる

のですか？」

白神　「実質的に違法性がないと解釈できるだけの条件を満たしていて、指導薬剤師の指示に従っている限りはそのようなことはありません。でも、実務実習に係わる患者さん、医療従事者、薬剤師に対する保障体制を整備するよう求められています。皆さんが実務実習に行く前に健康診断を受診したり、予防接種を受けたりすることが求められるのもその一環です。」

夏実　「実務実習では薬剤師と同じ仕事を行えるということですね。」

白神　「いいえ。実務実習を行える条件を満たしていたとしても免許を持っていないことには変わりないので、実際に行えることは限られています。例えば錠剤などの調剤は、調剤に間違いがなかったか指導薬剤師が事後的に確認することができるので薬学生が行うことができますが、散剤などの調剤は、事後に確認ができないため、指導薬剤師の立会いのもとでしかできません。その他麻薬など取り扱いに注意が必要な薬剤については、調剤はできずに、薬剤師が行う行為の見学にとどまります。」

翔　「なるほど！薬学生が実務実習できるということは、大変なことなのですね。」

白神　「そう。皆さんの１つの行為によって、今後すべての薬学生が実務実習ができなくなるかもしれないということを肝に銘じて実習に臨んで欲しいですね。」

Key points

- 販売、授与の目的で調剤を行えるのは原則として薬剤師だけ。例外的に医師、歯科医師、獣医師が自身の処方箋により自ら調剤することが認められている。
- 実質的に違法性がないと解釈できるだけの条件整備を行うことで薬学生の行為に適法性を持たせている。
- 実習で調剤が行えるのは、患者さんなどからの同意を前提として、目的の正当性があり、かつ行為の相当性があるから。
- 全国共通の CBT や OSCE により薬学生の行為の相当性を担保している。
- 各大学の６年制薬学教育に対して第三者評価が行われている。
- 実習の受入施設側の薬剤師は、十分な指導・監督を行うのに必要な資質を有していなければならない。
- 実質的に違法性がないと解釈できるだけの条件を満たしていて、指導薬剤師の指示に従っている限りは、患者に生じた被害について薬学性が責任を問われることはない。
- 大学は、実務実習を依頼するに当たって、実務実習に係わる患者、医療従事者、薬剤師に対する保障体制を整備するよう求められている。
- 実務実習で実際に行えることは限られている。指導薬剤師の立会いのもとでしかできないこと、薬剤師が行う行為の見学にとどまることもある。

第1章
第2章
第3章
第4章
第5章
第6章

1-2 わが国の社会保障制度、社会保障制度にかかる費用

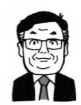

白神先生　「皆さんが実習で学ぶ実務は、社会保障制度の下で行われるので、社会保障制度とはどういうものか知っていないと始まりません。『社会保障』という言葉を聞いたことがありますか？」

夏実　「はい。憲法第25条が根拠となっていると教わりました。」

翔　「『社会保障』というと生活保護のような福祉のことを指すイメージがあります。実習で学ぶ医療も社会保障に含まれるとは思いませんでした。」

白神　「憲法第25条は生存権と言われていて、生活していく上での国民の権利と国の義務を定めています。国民は、『健康で文化的な最低限度の生活を営む権利』を持っていて、国は、『社会福祉、社会保障及び公衆衛生の向上と増進に努める義務』があるとされています。医療は国の義務のうちの公衆衛生に含まれるのですが、今では『社会保障』というと社会福祉、公衆衛生を含めていうことが多いですね。」

翔　「じゃあ、介護も年金も社会保障なのですね。」

白神　「そう。それに少子化対策もね。わが国の社会保障は自助と共助と公助の組み合わせによって形作られています。」

夏実　「えーと、字から考えると、自助は自分で何とかするということで、共助はみんなで助け合う、それと公助は国が助けるということですか。」

白神　「そうです。共助の代表的なものが保険で、公助は福祉です。

自助を基本として共助で補完し、それらでどうしてもだめな時に公助が出動するという考え方です。」

夏実　「費用を考えると、自助は全部自分で負担して、共助は保険料のようにみんなで出し合ったお金で負担して、公助は税金で負担するということですか？」

白神　「良い点に気が付きましたね。社会保障を行うには確かにお金が必要です。その総額（社会保障給付費）は2017年度で120兆円を超えています。国民1人当たりにすると約95万円になります。前の年より1兆8千億円も増えていてこれからも増え続けていくと予想されています。」

夏実　「凄い額ですね。これからも増え続けるとしたら負担できなくなってしまうのではないですか？」

白神　「今でも負担するのは大変なのですから、今後も負担していくためには、収入を増やして支出を減らす努力が必要です。社会保障給付費の支出の内訳は年金が約半分、医療が約3分の1、介護が8％ぐらいを占めていますが、高齢者が増えている日本ではどれをとっても支出を減らすのは並大抵のことではないですよね。」

翔　「収入を増やす手立てはあるのですか？」

白神　「社会保障給付費の財源は保険料が約半分、公費が約3分の1、患者負担が7％ぐらいとなっていますが、保険料の徴収額を増やすことも、税金の徴収額を増やすことも患者負担を増やすことも国民の生活に直接影響するから、簡単にできることではないですよね。だから、消費税を引き上げて得られた財源を社会保障費に充てようと考えたのです。」

翔　「消費税の引き上げにはそういう意味があったのですね。」

白神　「同時に無駄をなくして少しでも支出を減らす努力をしていくことは必要ですよね。特に皆さんには、国民としてだけでなく専門家としてもそれに貢献してもらいたいですね。」

Key points

- 🖈 社会保障は憲法第 25 条を根拠とする。
- 🖈 憲法第 25 条は生存権と言われていて生活していく上での国民の権利と国の義務を定めている。
- 🖈 憲法第 25 条では、国民は、「健康で文化的な最低限度の生活を営む権利」を持っており、国は、「社会福祉、社会保障及び公衆衛生の向上と増進に努める義務」があると定めている。
- 🖈 わが国の社会保障は自助と共助と公助の組み合わせによって形作られている。
- 🖈 自助を基本として共助で補完し、それらでどうしてもだめな時に公助が出動する。
- 🖈 2017 年度の社会保障給付費は 120 兆円を超えている。前の年より 1 兆 8 千億円増えていてこれからも増え続けていくと予想されている。国民 1 人当たりにすると約 95 万円になる。
- 🖈 社会保障給付費の支出の内訳は年金が約半分、医療が約 3 分の 1、介護が 8 ％ぐらいを占めているが、高齢者が増えている日本ではどれをとっても支出を減らすのは並大抵のことではない。
- 🖈 社会保障給付費の財源は保険料が約半分、公費が約 3 分の 1、患者負担が 7 ％ぐらいとなっている。
- 🖈 消費税を引き上げて得られた財源を社会保障費に充てることになっている。

第1章

第2章

第3章

第4章

第5章

第6章

1－3 | 国民医療費

白神先生　「社会保障にかかる費用のうち、医療費について少し詳しくみてみましょう。社会保障給付費のうち医療が占める割合は約3分の1と話しましたが、医療費は『国民医療費』とよばれる統計資料で説明されることが多いので、国民医療費の詳細を見ていきます。国民医療費は医療保険制度の下で支払われた費用の合計を推計したものです。」

翔　「ドラッグストアとかで買う一般用医薬品は保険がきかないからその費用は含まれていないということですね。」

白神　「その通りです。ほかにも、正常なお産の費用や健康診断や予防接種に要した費用、介護保険が負担する医療費は国民医療費に含まれません。それで、その国民医療費の総額ですが、一番新しい2017年度の数字では約43兆円となっています。」

夏実　「えーと、日本の人口は約1億2千万人だから、国民1人当たりにすると34万円ぐらいですね。」

翔　「社会保障給費が増えているというお話（1－2）でしたが、国民医療費も増えてきているのですか？」

白神　「2017年度は前年度から2.2%、9千億円余り増えました。時々減少することはあっても全体としては、ずっと右肩上がりで増えてきていますよね（図参照）。今後もこの勢いで年2%ぐらい増えていくとすると、2025年には優に50兆円を超える計算になります。」

翔　「数字が大きすぎて想像がつきません。年齢による違いってあるのですか？」

白神　「想像がつくと思うけど高齢者ほど多くなっています。65

図　国民医療費の推移

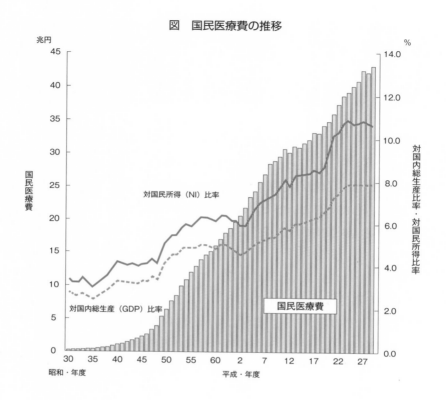

歳以上で約 60%、75 歳以上で約 37% を占めています。1 人当たりの医療費で見たほうがわかりやすいかもしれませんね。65 歳以上だと約 73 万円、75 歳以上だと約 91 万円です。65 歳未満は約 18 万円だから、これに比べると 65 歳以上でほぼ 4 倍、75 歳以上で約 5 倍ということです。」

夏実　「これからも高齢者が増えていくので医療費も増えていくということになるわけですね。」

翔　「医療費を賄っている財源は、やっぱり保険料が一番多いのですか？」

白神　「保険料が約 49%、公費が約 39%、患者負担などが約 12%

となっています。公費のうち約 25% が国による支払いです。」

夏実　「確か患者の一部負担の割合は 3 割だと思いましたけど、患者負担は 12% しかないのですか？」

白神　「高齢者など負担割合が 3 割でない人、生活保護を受けている人など費用を公費が負担している人もいるし、負担金には上限が決められているので約 12% にしかならないのです。」

翔　「医療費が何に使われたかもわかっているのですか？」

白神　「大きな区分でいうと医科診療にかかった診療費（医科診療医療費）が約 72%、歯科診療にかかった診療費（歯科診療医療費）が約 7 %、保険薬局での費用（薬局調剤医療費）が約 18% となっています。医科診療医療費のうち入院の医療費が約 38%、外来の医療費が約 34% となっています。以前は外来の方が多かったのだけど今では逆転しています。入院の医療費が増えたことが医療費全体が増えた理由の 1 つと考えられています。薬局調剤医療費は医科診療医療費や歯科診療医療費に比べ大幅に増え続けているのですが、理由はわかりますか？」

夏実　「医薬分業が進んだからですか？」

白神　「そうです。処方箋で出された医薬品の費用は、医科診療医療費ではなく薬局調剤医療費に含まれるので、医薬分業が進むとそれだけでも医科診療医療費は減って薬局調剤医療費が増えていくことになります。さらにそこに薬局での技術料が加わるから、医療費全体としては増加することになるわけです。」

夏実　「そうすると医療費を抑えるには医薬分業を止めた方がよいということになりますね。」

白神　「そういう意見の人も少なくありません。しかし医薬分業には医療上のメリットがあるはずですから、それが費用の増加に見合ったものとなるようにすることを一人一人の薬剤師が考えていかなければならないですよね。」

第1章

第2章

第3章

第4章

第5章

第6章

Key points

- 国民医療費は医療保険制度の下で支払われた費用の合計を推計したもの。医療保険の対象とならない医療費は含まれない。
- したがって、一般用医薬品の費用、正常なお産の費用や健康診断や予防接種に要した費用、介護保険が負担する医療費は国民医療費に含まれない。
- 2017 年度の国民医療費は約 43 兆円。国民 1 人当たりにすると約 34 万円。
- 2017 年度は前年度から 2.2%、9 千億円余り増えた。時々減少することはあっても全体としては、ずっと右肩上がりで増えてきている。
- 国民医療費のうち、65 歳以上で約 60%、75 歳以上で約 37% を占めている。65 歳以上の国民医療費は、64 歳以下の国民医療費の約 4 倍、75 歳以上は約 5 倍。
- 国民医療費の財源は、保険料が約 49%、公費が約 39%、患者負担などが約 12% となっている。公費のうち国の負担は約 25%。
- 患者の一部負担の割合は原則 3 割だが、高齢者など負担割合が 3 割でない人、生活保護を受けている人など費用を公費が負担している人もいるし、負担金には上限が決められているので約 12% にしかならない。
- 国民医療費のうち、医科診療医療費が約 72%、歯科診療医療費が約 7 %、薬局調剤医療費が約 18% となっている。
- 医科診療医療費のうち入院の医療費が約 38%、外来の医療費が約 34% となっている。
- 以前は外来医療費の方が多かったが、逆転した。入院医療費が増えたことが医療費全体が増えた理由の 1 つと考えられている。
- 薬局調剤医療費は、医薬分業の進展で増加が続いてきた。

1－4 | 保険の仕組み、国民皆保険

第1章

第2章

第3章

第4章

第5章

第6章

白神先生 「わが国の社会保障制度の多くは共助の１つである保険の仕組みを基本にしています。医療も介護も年金もです。」

翔 「年金も保険なのですか？」

白神 「勘違いしている人が多いのですが、年金は 60 歳以下の人たちが納める保険料を年金世代の人たちが分け合うという仕組みです。若い時からお金を積み立てて、老後にそれをもらうという仕組みではありません。」

夏実 「社会保障で行われている保険は、生命保険とか火災保険とかと同じ仕組みなのですか？」

白神 「そう、同じです。保険のキープレーヤーはどれも「保険者」と「被保険者」で、被保険者は万一に備えて保険料を保険者に払い、保険者は万一の場合が起こればそれを保障するという仕組みです（図１）。この保障のことを『給付』とよびます。給付が生命保険のように現金で行われる場合を現金給付、健康保険の医療とか車両保険の修理のようにサービスで行われる場合を現物給付とよんで区別していま

図１ 保険の仕組み（1）

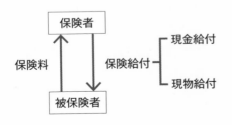

図２ 保険の仕組み（2）

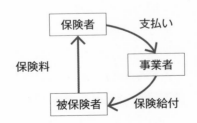

す。現物給付の場合、保険者が直接給付を行うという形よりどこかに委託して給付を行うという形が多いですね。（図2）」

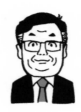

翔　「万一の場合が頻繁に起こったら保険者はパンクしてしまいますね。」

白神　「そうです。だから保険制度を安定させるには保険料を払う被保険者をできるだけ多くする必要があります。国民に医療保険に加入することを義務付けているのもそのためです。これを国民皆保険とよんでいます。」

夏実　「健康保険に入るのが義務だったとは知りませんでした。」

白神　「国民皆保険といっても加入する保険の種類は1つではありません。大きく分けて主にサラリーマンが加入する被用者保険、自営業者や農林水産業者それに無職の人が加入する国民健康保険、そして75歳以上の人が加入する後期高齢者医療制度の3つがあって、それぞれ保険者がたくさんいます。」

翔　「その中から選ばなければならないとすると迷ってしまいますね。」

白神　「いいえ、保険者を選ぶことはできません。被用者保険に加入できる人はそちらが優先され、どの保険者になるかは、勤めている先で決まります。被用者保険に入れない人は国民健康保険に入ることになりますが、これは住んでいる都道府県と市町村が保険者として運営する国民健康保険に入ります。そして75歳以上になると、それまで加入していた保険に関係なく全員後期高齢者医療制度に移行します。」

夏実　「ということは、年齢、勤務先、住所がわかれば自動的に加入する保険がわかるということですね。」

白神　「国民皆保険には、民間の保険とは違う大きな特徴が2つあるのですが、説明できますか？」

翔　「１つは、全国どの保険医療機関、保険薬局でも給付を受けることができるということです。」

白神　「そうです。フリーアクセスともよばれます。したがって、フリーアクセスを妨げるような行為、例えば、医療機関が調剤を受ける薬局を指定するような行為は禁止されています。」

夏実　「もう１つは、納める保険料の額によって受ける給付の内容が変わることがないということです。」

翔　「つまりどんなに貧しい人でも最高の医療を受けられるということですね。」

白神　「わが国の平均寿命が世界１位、２位となった背景には、国民皆保険があるともいえますね。」

Key points

- わが国の社会保障制度の多くは共助の１つである保険の仕組みを基本にしている。
- 医療も介護も年金も保険である。
- 年金は 60 歳以下の人たちが納める保険料を年金世代の人たちが分け合うという仕組み。
- 保険のキープレーヤーはどれも「保険者」と「被保険者」で、被保険者は万一に備えて保険料を保険者に払い、保険者は万一の場合が起こればそれを保障する。
- 保険者が万一の場合に保障することを「給付」とよぶ。保険給付には現金給付と現物給付がある。
- 現物給付の場合保険者が直接給付を行うより誰かに委託して給付を行う形が多い。
- 保険制度を安定させるには保険料を払う被保険者をできるだけ多くする必要がある。
- 医療保険では国民に保険に加入することを義務付けており、これを国民皆保険とよぶ。
- 医療保険には、主にサラリーマンが加入する被用者保険、自営業者や農林水産業者それに無職の人が加入する国民健康保険、

そして 75 歳以上の人が加入する後期高齢者医療制度の3つがある。

💡 被用者保険に加入できる人はそちらが優先され、被用者保険に入れない人は住んでいる都道府県と市町村が保険者として運営する国民健康保険に入る。そして 75 歳以上になると、それまで加入していた保険に関係なく全員後期高齢者医療制度に移行する。

💡 国民は、保険者を選ぶことはできない。年齢、勤務先、住所がわかれば自動的に加入する保険がわかる。

💡 国民皆保険には、全国どの保険医療機関、保険薬局でも給付を受けることができるというフリーアクセスと、納める保険料の額によって受ける給付の内容が変わることがないという2つの特徴がある。

💡 フリーアクセスを妨げるような行為、例えば、医療機関が調剤を受ける薬局を指定するような行為は禁止されている。

💡 わが国の平均寿命が世界1位、2位となった背景には、国民皆保険がある。

第1章

第2章

第3章

第4章

第5章

第6章

1-5 │ 医療保険制度の仕組み

白神先生　「医療保険の仕組みの細かいことは実習先でも教わると思うので、概略だけ説明しておきましょう。図を見てください。」

翔　　　　「左側に医療保険のキープレーヤーである『保険者』と『被保険者』がいます。」

図　医療保険制度の仕組み

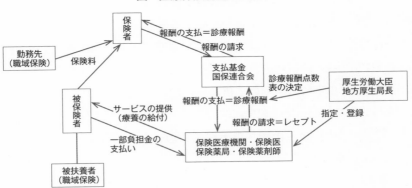

夏実　　　「『被扶養者』と『勤務先』が加わっていますね。」

白神　　　「そうです。これは被用者保険の場合ですが、被保険者の扶養家族は、保険料を払わずに被保険者の『被扶養者』という形で保険に加入します。それと、被用者保険では勤務先が保険料の半分を支払います。」

夏実　　　「国民健康保険では『被扶養者』はいなくて全員が『被保険者』になるのですね。」

翔　　　　「それと保険料も全額自分で払うということですか？」

白神　「その通りです。次に保険の給付ですが、厚生労働大臣の指定を受けた医療機関や薬局をそれぞれ『保険医療機関』、『保険薬局』とよぶんでしたよね。これらで受けた給付のことを特に『療養の給付』といいます。」

翔　「図には、『保険医』とか『保険薬剤師』もあります。」

白神　「療養の給付は、厚生労働大臣の登録を受けた保険医から、そして保険調剤は厚生労働大臣の登録を受けた保険薬剤師から受けます。保険調剤というのは保険薬局で行う調剤のことなので、病院で調剤を行う薬剤師は保険薬剤師の登録を受ける必要はありません。」

夏実　「療養の給付は現物給付ですよね。それなのに窓口で費用の一部を支払うのはどうしてですか？」

白神　「医療保険財政が厳しくなってきたからです。窓口で支払う一部負担金は、だんだん増えてきています。今では高齢者や子供を除き原則費用の3割の負担になっているのは知っていますね？」

夏実　「小学校入学前の子供と一定の収入以下の70歳以上の高齢者は2割負担だったと思います。」

白神　「それから後期高齢者医療制度の加入者では、1割負担になっています。」

翔　「一部負担金を除いた残りの費用は保険者が保険医療機関や保険薬局に支払うのですね。」

白神　「そう。ですから、保険医療機関や保険薬局はその残りの費用を保険者に請求することになります。この費用請求のために保険者に提出する請求書のことを『レセプト』といいます。」

夏実　「でも図では、請求先は『保険者』でなく『支払基金、国保連合会』となっています。」

白神　「患者が加入する保険の保険者はいろいろなので、それら保険者に直接請求するとなると大変な手間になります。そこで保険者は支払基金や国保連合会に支払いや審査を委託しているのです。そうす

れば、保険医療機関や保険薬局は、支払基金や国保連合会に請求を行えば済みますよね。請求を受けた支払基金や国保連合会は請求が保険のルールに適合しているか審査した上で費用を支払います。」

翔「費用は診療報酬で決まっているのですね。」

白神「診療報酬は、厚生労働大臣が決めていて全国どこでも同じ額です。具体的な額は診療報酬点数表で点数で示されて、2年ごとに改定されています。」

Key points

- 被用者保険では、被保険者の扶養家族は、「被扶養者」として保険に加入する。被用者保険では勤務先が保険料の半分を支払う。
- 国民健康保険では「被扶養者」はなく、全員が「被保険者」になる。
- 医療保険の給付は「療養の給付」とよび、療養の給付は、厚生労働大臣の指定を受けた「保険医療機関」、「保険薬局」において、厚生労働大臣の登録を受けた保険医、保険薬剤師から受ける。
- 病院で調剤を行う薬剤師は保険薬剤師の登録を受ける必要はない。
- 一部負担の割合は、高齢者や子供を除き原則費用の3割。小学校入学前の子供と一定の収入以下の70歳以上の高齢者は2割、後期高齢者医療制度の加入者では1割。
- 保険医療機関や保険薬局は、一部負担金を除いた残りの費用を保険者から委託された支払基金や国保連合会に請求する。この請求書のことを「レセプト」という。
- 請求を受けた支払基金や国保連合会は請求が保険のルールに適合しているか審査した上で費用を支払う。
- 費用は診療報酬で決まり、診療報酬は、厚生労働大臣が決めているので全国どこでも同じ。
- 具体的な額は診療報酬点数表で「○点」という形で示されて、2年ごとに改定されている。

1-6 ｜ 保険医療機関・保険薬局の指定、保険医・保険薬剤師の登録、薬担規則

白神先生　「保険医療機関や保険薬局の指定、保険医や保険薬剤師の
登録は、厚生労働大臣から受けるといいましたが、実際には地方厚生
（支）局長が代行します。保険医療機関や保険薬局の指定には有効期
間があって６年です。一方、保険医や保険薬剤師の登録には有効期間
はありません。なお、地方厚生（支）局長はこれらの指定を行うとき
には地方社会保険医療協議会の意見を聴くことになっています。」

翔　「地方厚生局は各県にあるのですか？」

白神　「いいえ、全国を北海道、東北、関東信越、東海北陸、近畿、
中国四国、九州の７つのブロックに分けてそれぞれのブロックごとに
地方厚生局があります。それと四国には支局を置いています。だか
ら、保険医療機関や保険薬局の指定を受ける場合には、医療機関や薬
局の所在地を管轄する地方厚生（支）局長に申請するし、保険医や保
険薬剤師の登録を受ける場合にも、従事する医療機関や薬局の所在地
を管轄する地方厚生（支）局長に申請します。地方厚生（支）局長は
保険医名簿と保険薬剤師名簿を用意してこれに登録し、登録票を交付
します。指定を受けた医療機関や薬局は、医療機関や薬局の見やすい
場所に保険医療機関あるいは保険薬局である旨を掲示しなければなり
ません。」

夏実　「保険医や保険薬剤師が、ほかの地方厚生（支）局長が管轄
する地域にある医療機関や薬局に転勤する場合は申請しなおすのです
か？」

白神　「その場合は、10日以内に変更前の地方厚生（支）局長に
登録票を添えて届け出ます。そうすると変更後の地方厚生（支）局長

は名簿に登録し登録票を書き換えて交付してくれます。」

翔　「一旦指定や登録を受けると、やめるときも地方厚生（支）局長の許可がいるのですか？」

白神　「１か月以上前に申し出れば辞退することができます。それから、地方厚生（支）局長は指定や登録を拒否することができます。それに一旦行った指定や登録を取り消すこともできます。ただし、指定や登録を拒否したり取り消したりするには地方社会保険医療協議会に諮る必要がありますけどね。」

夏実　「どのような場合に指定や登録が取り消されるのですか？」

白神　「保険医療機関、保険薬局、保険医、保険薬剤師にはそれぞれ約束事があって、それに違反した場合や診療報酬の不正請求を行った場合などですね。」

夏実　「『保険医療機関及び保険医療養担当規則』（療担規則）や『保険薬局及び保険薬剤師療養担当規則』（薬担規則）がその約束事ですね。」

翔　「薬担規則ではどんなことが決められているのですか？」

白神　「まず療養の給付のうち担当できる範囲が定められていて、『薬剤又は治療材料の支給と居宅における薬学的管理および指導』となっています。そして、療養の給付は懇切丁寧に担当しなければならないとされています。次に、健康保険事業の健全な運営の確保として、保険医療機関と一体的な構造であったり一体的な経営を行うこと、保険医療機関や保険医に金品等を渡して、特定の薬局に行くように患者に指示してもらうことを禁止しています。それに一部負担金の額に応じてポイントを付与して自分の薬局に患者を誘導することもしてはいけないとされています。」

翔　「ドラッグストアに併設の薬局などではポイントを出していて、ドラッグストアでトイレットペーパーとかの商品を買うのにそのポイントが使えるようにしてますけど、本当は違反なのですね。」

第1章
第2章
第3章
第4章
第5章
第6章

白神　「そう、実際には取り締まっていませんけどね。一部負担金は規定通りに受け取らなければならないことになっているから、もしポイントを次回の一部負担金の支払いに充てたりすると二重の違反ということになります。」

夏実　「その他にはどんなことが決められていますか？」

白神　「領収書や明細書を患者に無償で交付すること、調剤録を備えて必要な事項を記載すること、処方箋や調剤録を3年間保存すること、患者が正当な理由もなく療養に関する指揮に従わないときは保険者に知らせること、後発医薬品の調剤に必要な体制の確保に努めることなどがあります。これらは保険薬局の責務です。」

翔　「別に保険薬剤師の責務もあるのですね。薬歴の確認や服薬指導についても定められているのですか？」

白神　「調剤を行う際は患者の服薬状況および薬剤服用歴を確認すること、後発医薬品への変更が可能な処方箋であれば患者に後発医薬品の説明を適切に行い、後発医薬品を調剤するように努めること、薬価基準に収載されていない医薬品を使用して調剤してはならないこと、調剤を行った場合は遅滞なく、調剤録に必要な事項を記載することなどが保険薬剤師の責務として定められています。」

夏実　「療担規則や薬担規則は、健康保険法に基づいて決められているわけですけど、国民健康保険や後期高齢者医療制度の患者への療養の給付にも別にそのような規則があるのですか？」

白神　「いいえ、国民健康保険や後期高齢者医療制度の患者への療養の給付にも、同じ療担規則や薬担規則が適用されます。」

Key points

- 保険医療機関や保険薬局の指定、保険医や保険薬剤師の登録は、地方厚生（支）局長が代行する。
- 保険医療機関や保険薬局の指定の有効期間は６年、保険医や保険薬剤師の登録には有効期間はない。
- 地方厚生（支）局長は保険医療機関や保険薬局の指定を行うときには地方社会保険医療協議会の意見を聴くことになっている。
- 地方厚生局は、北海道、東北、関東信越、東海北陸、近畿、中国四国、九州の７つのブロックごとにあり、四国には支局を置いている。
- 保険医療機関や保険薬局の指定を受ける場合には、医療機関や薬局の所在地を管轄する地方厚生（支）局長に申請し、保険医や保険薬剤師の登録を受ける場合にも、従事する医療機関や薬局の所在地を管轄する地方厚生（支）局長に申請する。
- 地方厚生（支）局長は保険医名簿と保険薬剤師名簿を用意してこれに登録し、登録票を交付する。
- 保険医療機関や保険薬局は、見やすい場所にその旨を掲示しなければならない。
- １か月以上前に申し出れば指定や登録を辞退することができる。
- 地方厚生（支）局長は、指定や登録を拒否したり取り消したりすることができ、その場合には、地方社会保険医療協議会に諮る必要がある。
- 保険医療機関、保険薬局、保険医、保険薬剤師の保険に係わる上での約束事が、療担規則や薬担規則である。
- 保険薬局は、「薬剤又は治療材料の支給と居宅における薬学的管理および指導」を担当する。
- 保険薬局は、療養の給付は懇切丁寧に担当しなければならない。
- 保険薬局は、保険医療機関と一体的な構造であったり一体的な経営を行ってはならず、保険医療機関や保険医に金品等を渡して、特定の薬局に行くように患者に指示することを依頼してはならない。
- 保険薬局は、一部負担金の額に応じてポイントを付与して自分の薬局に患者を誘導してはならない。

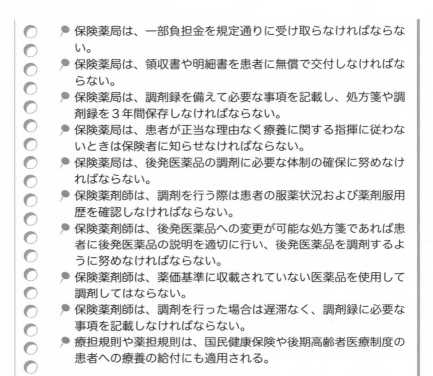

- 保険薬局は、一部負担金を規定通りに受け取らなければならない。
- 保険薬局は、領収書や明細書を患者に無償で交付しなければならない。
- 保険薬局は、調剤録を備えて必要な事項を記載し、処方箋や調剤録を3年間保存しなければならない。
- 保険薬局は、患者が正当な理由なく療養に関する指揮に従わないときは保険者に知らせなければならない。
- 保険薬局は、後発医薬品の調剤に必要な体制の確保に努めなければならない。
- 保険薬剤師は、調剤を行う際は患者の服薬状況および薬剤服用歴を確認しなければならない。
- 保険薬剤師は、後発医薬品への変更が可能な処方箋であれば患者に後発医薬品の説明を適切に行い、後発医薬品を調剤するように努めなければならない。
- 保険薬剤師は、薬価基準に収載されていない医薬品を使用して調剤してはならない。
- 保険薬剤師は、調剤を行った場合は遅滞なく、調剤録に必要な事項を記載しなければならない。
- 療担規則や薬担規則は、国民健康保険や後期高齢者医療制度の患者への療養の給付にも適用される。

1－7 混合診療の禁止、診療報酬の支払い方式

白神先生　「療担規則では、特殊な療法又は新しい療法等を行うことを原則禁止しています。これを根拠に混合診療が原則禁止されています。混合診療とはなにかわかりますか？」

夏実　「保険給付の対象となる医療と保険給付の対象とならない医療を組み合わせて行われる診療のことです。」

白神　「そうですね。一連の医療行為にこの混合診療を行うと保険適用が認められず、本来なら保険給付の対象となる医療の費用についても保険給付の対象外となり、全額自己負担になってしまいます。」

翔　「『原則として認められない』ということは例外あるということですか？」

白神　「そうです。選定療養、評価療養、患者申出療養に該当するものの場合は保険適用となる部分があって、その分の費用については保険外併用療養費が支払われます。ただし、それぞれ厚生労働省令で定めたものに限られます。」

夏実　「選定療養とはどういうものですか？」

白神　「患者の選定するもので、例えば入院するとき個室を希望するとか歯のかぶせものに保険外の材料を使うとかがあります。」

翔　「評価療養というのは？」

白神　「評価療養は高度な医療技術を用いた療養で、今は保険対象外だが将来は保険の対象とすべきかどうかを検討しようというもので、これには治験に係る診療などがあります。そういったもののうち

患者の申し出に基づいて行われるのが、患者申出療養といえます。例えば、アメリカでは許可されているが日本では許可されてない医療を受けたいと患者が医師に申し出て、それを医師が認め、厚生労働省に承認をもらうことで実施できるようになります。」

夏実　「患者さんは、保険がきかない部分についてだけ自己負担すればよいのですね。」

白神　「次に診療報酬について説明しましょう。現在の診療報酬は行った診療、医療行為に用いた物品の費用を積み上げていく出来高払い方式が原則です。」

夏実　「出来高払い方式だと最新の医療を費用を気にせず行えますね。」

白神　「そうです。でも費用を支払う保険者からすると、いくら費用がかかるのか想定できません。」

翔　「患者にとっても同じですね。気づいたら高額の医療費を払うことになってしまうかも……。」

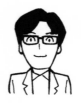

白神　「そこで最近では医療費抑制のために診療内容に関係なく一定額を払う、いわゆる定額払い方式も増えてきました。この定額払い方式の問題点はわかりますか？」

翔　「診療の内容に関係なく一定額なので……手抜きの診療が行われてしまうかもしれません。」

白神　「そのとおりですね。そこでサービス内容に差が大きいリハビリなどは出来高払いにしつつ、検査とか薬とかを定額払いにするいわゆる包括化が広がっています。この包括化の例として急性期の入院医療に対するＤＰＣ（診断群分類）に基づく支払い方式があります。これは疾患とその疾患に対する措置を組み合わせて診断群として、診断群ごとに１日あたりの支払額を手術やリハビリなどを除いて定額に

している。」

夏実 「だとすると長く入院させた方が得だということになりませんか？」

白神 「ですから、入院が長くなると支払額が少なくなるようにしてあります。つまり、病院に対して患者さんを早く退院させるように仕向けているわけです。」

夏実 「そうか大病院ならすぐに新しい患者さんが入院してきますもんね。」

Key points

- 保険医療では、混合診療は原則禁止されており、もし行うと本来なら保険給付の対象となる医療の費用についても自己負担になる。
- 例外として、厚生労働省令で選定療養、評価療養、患者申出療養が定められ、保険が適用となる部分の費用について保険外併用療養費が支払われる。
- 診療報酬は出来高払い方式が原則であり、診療する側は費用を気にすることなく最善の医療を提供できる。
- 一方で、医療費を抑制するために定額払い方式や包括化が広がっている。
- 包括化の例である DPC は、急性期の入院医療に対する支払い方式で、疾患とその疾患に対する措置を組み合わせて診断群として、診断群ごとに 1 日あたりの支払額を手術やリハビリなどを除いて定額にしている。
- DPC 支払い方式では、入院が長くなると支払額が少なくなるようにしてある。

1-8 | 薬価制度

白神先生　「保険医療で用いる医薬品の価格も厚生労働大臣が決めていて、その価格のことを薬価というのは知っていますよね。薬価は薬価基準として示されていますが、薬価基準には別の意味もあったことを覚えていますか？」

夏実　「保険医療に使用できる医薬品は、原則として薬価基準に収載されている医薬品でなければならないということでした。」

白神　「そうですね。だから薬価基準には、保険医療で使用できる医薬品の品目表という性格と、診療報酬や調剤報酬の薬剤料を計算するときの元になる価格表という性格の2つがあるということになります。」

翔　「製薬企業は医薬品の販売許可をとっても薬価基準に収載されなければ、保険医療では使ってもらえないということになりますね。」

白神　「そうです。製薬企業が医薬品を販売するには、その医薬品について医薬品医療機器等法に基づく厚生労働大臣の製造販売承認を受ける必要がありますが、製薬企業は製造販売承認を受けたうえで薬価基準への収載希望の届出をします。」

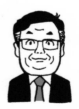

翔　「製造販売承認を受ければ自動的に薬価基準に収載されるのではないのですか？」

白神　「収載希望をしなければ収載されません。それに製薬企業が希望してもワクチン等の予防薬ややせ薬のようなアメニティ薬は収載されません。」

夏実　「例えば認知症の予防薬ができて、これを医療保険の対象にしたら、たちまち保険はパンクしてしまいますね。」

白神　「そう、それが予防薬を薬価基準に収載しない理由ですね。ただし、予防をしないと高い確率で病気になるものについては薬価基準に収載しています。例えばてんかんや喘息の発作を予防する薬などがそうですね。ワクチンでもB型肝炎ワクチンや狂犬病ワクチンなどは収載されています。」

翔　「アメニティ薬が収載されないのは何故ですか？」

白神　「個人の満足度を高めるためにみんなが出し合ったお金を使うのはおかしいという考えです。勃起不全の治療薬のバイアグラが薬価基準に収載されていないのも同じ理由です。」

夏実　「薬価基準への収載は、製薬企業の希望を受けて随時行われているのですか？」

白神　「薬価基準への収載は新医薬品は年4回、後発医薬品は年2回と決まっています。だから、皆さんは薬剤師になると毎年4回新薬について勉強しないといけないことになりますね。」

翔　「薬価基準に収載するときの薬価はどうやって決まるのですか？」

白神　「新医薬品の場合は、既に薬価基準に収載されている医薬品の中から最も似ている医薬品を選び、それと1日当たりの薬剤費が同じ価格になるように薬価を決める類似薬効比較方式が基本です。」

翔　「似ている医薬品がない場合はどうするのですか？」

白神　「その場合は原材料費、製造経費、流通経費、製薬企業の利益などを積み上げる原価計算方式が用いられます。そして、類似薬効比較方式の場合も原価計算方式の場合も、既存薬に比べ高い有用性のあるものなどは一定割合が加算されます。また、海外の同じ製品の価格と大きな差があると調整（上げたり下げたり）されることもあります。」

第1章

第2章

第3章

第4章

第5章

第6章

夏実　「後発医薬品の薬価は先発医薬品より安く決められると教わりました。」

白神　「後発医薬品の薬価基準への収載時の薬価は原則先発医薬品の 0.5 倍とされています。ただし、バイオ製品の後発医薬品であるバイオ後続品は、原則先発のバイオ製品の 0.7 倍とされています。」

翔　「保険医療機関や保険薬局は医薬品を薬価で購入しなくてもよいのですよね。」

白神　「そうです。購入価格は卸との交渉で決まるので、通常は薬価より安い価格で購入することになります。でも保険からは薬価で支払われので、差が生じますね。これは保険医療機関や保険薬局の利益になるのですが、この時生じる差のことを薬価差といいます。」

夏実　「安く買っているのがわかっているのに、薬価で支払うのは変ですね。」

白神　「そうですよね。そこでこの薬価差を小さくするために、実際の購入価格を基に薬価の改訂が行われます。薬価の改訂は 2 年ごとに行われてきましたが、2021 年からはまだ詳細は決まっていませんが、毎年行われることになっています。」

翔　「じゃあ、薬価は必ず下がっていくことになりますね。」

白神　「画期的な新薬の開発を支援するねらいで、一定の条件を満たす新薬については後発医薬品が出るまでの期間、薬価が維持される仕組みもあるのですが、製薬企業に言わせると条件が厳しすぎるようです。」

Key points

- 保険医療に使用できる医薬品は、原則として薬価基準に収載されている医薬品でなければならない。
- 薬価基準には、保険医療で使用できる医薬品の品目表という性格と、診療報酬や調剤報酬を請求するときの薬剤料算定の基礎となる価格表という性格の2つの性格がある。
- 製薬企業が収載希望をしなければ薬価基準に収載されず、希望しても予防薬やアメニティ薬は収載されない。
- 薬価基準への収載は新医薬品は年4回、後発医薬品は年2回となっている。
- 新医薬品を薬価基準に収載するときの薬価は、既に薬価基準に収載されている医薬品の中から最も似ている医薬品を選び、それと1日当たりの薬価が同じになるように薬価を決める類似薬効比較方式が基本である。
- 類似薬がない場合は、原材料費、製造経費、流通経費、製薬企業の利益などを積み上げる原価計算方式で算定される。
- 類似薬効比較方式の場合も原価計算方式の場合も既存薬に比べ高い有用性のあるものなどは一定割合が加算される。
- 算定された薬価が、海外の同じ製品の価格と大きな差があると調整されることもある。
- 後発医薬品の薬価基準への収載時の薬価は原則先発医薬品の0.5倍とされている。だし、バイオ後続品は、原則先発のバイオ製品の0.7倍とされている。
- 保険医療機関や保険薬局は医薬品を卸との交渉に基づき自由な価格で購入できる。購入価格と薬価との差を薬価差という。
- 薬価差を小さくするため、薬価改訂が行われる。薬価改訂は、2021年から毎年行われることになっている。
- 薬価差のある医薬品の薬価は、薬価の改定ごとに下がっていく。
- 画期的な新薬の開発を支援するねらいで、一定の条件を満たす新薬については後発医薬品が出るまでの期間、薬価が維持される仕組みもある。

第1章　第2章　第3章　第4章　第5章　第6章

1-9 高齢者の医療の確保、特定健康診査・特定保健指導

白神先生　「ここで、後期高齢者医療制度について説明しておきましょうか。高齢者というと何歳ぐらいの人を思い浮かべますか？」

夏実　「70 歳って言われると高齢者かなと思います。」

白神　「なるほど。『高齢者の医療の確保に関する法律』では、65 歳から 74 歳までの人を前期高齢者、75 歳以上の人を後期高齢者とよんでいます。後期高齢者には独立した医療制度が設けられていてそれを後期高齢者医療制度と言います。なお、65 歳から 74 歳までの人でも寝たきり状態にある人などは、後期高齢者医療の被保険者になります。」

翔　「後期高齢者医療制度はどんな目的で作られたのですか？」

白神　「医療費全体の増加が高齢者の医療費の増加によるところが大きいことから、国民皆保険を維持するために高齢者医療を社会全体で支えようとする観点に立って、後期高齢者の医療制度を別建てにしたのです。前期高齢者についてはそれぞれの医療保険に加入したままですが、保険者間で費用の負担を調整することが行われます。」

夏実　「後期高齢者医療制度は、どのような仕組みになっているのですか？」

白神　「国民皆保険の下では、生活保護世帯を除くすべての国民が公的医療保険制度の加入者になっていますが、後期高齢者に該当するようになると働いている人であってもすべて後期高齢者医療制度に移行しなければなりません。」

翔　「後期高齢者医療制度の費用はどうやって賄われているのですか？」

白神　「後期高齢者からも保険料を徴収します。これがほぼ全体の
1割を賄います。4割は74歳までの人が加入している各保険者から
の支援金で、残りの5割は公費で賄っています。」

夏実　「後期高齢者からの保険料の徴収や、保険給付は誰が行って
いるのですか？」

白神　「保険料の徴収は市町村・特別区が行います
が、保険給付は全市町村が加入する都道府県を単位と
した後期高齢者医療広域連合が行います。」

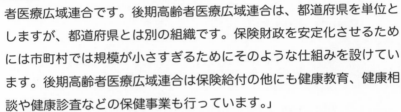

夏実　「なぜ保険給付は都道府県が行うのですか？」

白神　「いや、行うのは都道府県でなく、後期高齢
者医療広域連合です。後期高齢者医療広域連合は、都道府県を単位と
しますが、都道府県とは別の組織です。保険財政を安定化させるため
には市町村では規模が小さすぎるためにそのような仕組みを設けてい
ます。後期高齢者医療広域連合は保険給付の他にも健康教育、健康相
談や健康診査などの保健事業も行っています。」

白神　「ところで、『高齢者の医療の確保に関する法律』では、特定
健康診査と特定保健指導の実施も規定しています。」

翔　「それも高齢者が対象なのですか？」

白神　「いいえ、対象は40歳以上75歳までの加入者です。被用
者保険の場合は、その年齢に該当する家族（被扶養者）も対象となり
ます。これらの実施は保険者に義務付けられています。」

夏実　「なぜ、そのようなことが行われているのですか？」

白神　「厚生労働省の分析によれば、高齢者の医療費を引き上げて
いる原因は、諸外国に比べて入院期間が長いことと、生活習慣病に関
連する医療費が増加していることにあるそうです。この生活習慣病に
ついては、早めに生活習慣の改善などに取り組むことで、生活習慣病
の予防や発生を遅らせることに効果があると考えられています。これ
が特定健康診査の実施を保険者に義務付けている理由です。」

第1章　第2章　第3章　第4章　第5章　第6章

翔　「もう1つの特定保健指導とはどういうものですか？」

白神　「特定健康診査では、血液検査を行ったり、内臓脂肪のチェックのために腹周りを測定したりしますが、その結果、健康の保持に努める必要があると判断された者に対して行われるのが特定保健指導です。特定保健指導では、医師や保健師などが生活改善について指導を行い、その実施状況を確認します。特定健康審査や特定保健指導の費用は原則として保険者が負担することになっています。」

夏実　「お父さんが腹回りを気にしていたのは、そのせいだったんだ。」

Key points

- 65歳から74歳までの人を前期高齢者、75歳以上の人と65歳から74歳までの人でも寝たきり状態にある人などを後期高齢者という。
- 後期高齢者には独立した医療制度が設けられていて、後期高齢者医療制度という。
- 国民皆保険を維持するために高齢者医療を社会全体で支えようとする観点に立って、後期高齢者の医療制度を別建てにした。
- 前期高齢者についてはそれぞれの医療保険に加入したままで、保険者間で費用の負担を調整することが行われる。
- 後期高齢者に該当するようになると働いている人も含めすべて後期高齢者医療制度に移行しなければならない。
- 後期高齢者医療制度では、後期高齢者からも保険料を徴収する。
- 後期高齢者医療の費用は、後期高齢者からの保険料で1割、74歳までの人が加入している各保険者からの支援金で4割、公費で5割を賄っている。
- 後期高齢者医療制度では、保険料の徴収は市町村・特別区が行うが、保険財政を安定化させるために保険給付は全市町村が加入する都道府県を単位とした後期高齢者医療広域連合が行う。
- 後期高齢者医療広域連合は保険給付の他にも健康教育、健康相談や健康診査などの保健事業も行っている。

- 保険者は、40 歳以上 75 歳までの加入者と被扶養者を対象に特別健康診査と特別保健指導の実施が義務付けられている。
- 特定健康診査では、血液検査を行ったり、内臓脂肪のチェックのために腹周りを測定したりする。
- 特定保健指導は、特定健康診査の結果、健康の保持に努める必要があると判断された者に対して行われる。
- 特定健康審査や特定保健指導の費用は原則として保険者が負担することになっている。

1－10 │ 介護保険制度

白神先生　「最後に介護保険についても触れておきましょう。介護保険の目的を知っていますか？」

翔　「えっ、介護を必要とする人たちに介護を提供するということではないのですか。」

白神　「確かに介護を提供するのですが、それだけでなく、介護を受ける人の能力に応じて自立した日常生活を営むことができるように、特に可能な限り居宅で営むことができるようにすることを目指しています。」

夏実　「居宅？なぜ自宅といわないのですか？」

白神　「自分でお金を都合して老人ホームなどに入っている人もいるからです。」

翔　「介護保険ということは、保険だから、保険者と被保険者がいるということですね。」

白神　「その通りです。保険者は市町村・特別区です。また被保険者は２つに分けられていて、65 歳以上の人を第 1 号被保険者、40 歳以上 65 歳未満の人で医療保険に加入している人を第 2 号被保険者とよびます。」

夏実　「『医療保険に加入している人』と条件が付いていますが、国民皆保険なのだから、医療保険に加入していない人はいないのではないですか？」

白神　「生活保護世帯の人は医療保険には加入していないでしょ？」

夏実　「ああ、そうでした。」

白神　「40 歳になると被保険者になるので、介護保険の保険料を

第1章

第2章

第3章

第4章

第5章

第6章

払うことになるのですが、第2号被保険者の間は、ほとんど介護保険の給付を受けることはありません。それにもかかわらず保険料を払うのは、介護保険の『共同連帯の理念』に基づいています。」

翔　「第2号被保険者は、『ほとんど介護保険の給付を受けることがない』というのはどういうことですか？」

白神　「介護保険は、要介護者と要支援者に対して給付が行われますよね。要介護者というのは要介護状態にある人、要支援者とは要支援状態にある人のことですが、第2号被保険者は要介護状態や要支援状態であっても、そうなった原因が特定疾病として厚生労働大臣が指定している疾病によるものでなければ要介護者や要支援者にはならず、給付を受けることができないのです。」

夏実　「要介護状態というのは、介護が必要な状態という意味ですね。」

白神　「そう、ただし、介護が必要な状態が半年以上続いている人が当てはまり、介護が必要な程度に応じて、要介護度1から5の5段階に分かれています。数字が大きいほど必要とするサービスが多くなります。」

翔　「要支援状態というのは、どういう状態ですか？」

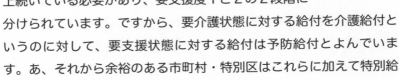

白神　「簡単に言えば放っておくと要介護状態になる状態と考えればよいでしょう。やはりこれも半年以上続いている必要があり、要支援度1と2の2段階に分けられています。ですから、要介護状態に対する給付を介護給付というのに対して、要支援状態に対する給付は予防給付とよんでいます。あ、それから余裕のある市町村・特別区はこれらに加えて特別給付を行うことが認められています。」

夏実　「介護保険のサービスを受けるにはどうすればよいのですか？病気の時と違ってどこに保険証を持っていけばいいのかわかりま

せん。」

白神　「介護保険を利用するにはまず、保険者である市町村・特別区の認定を受けないといけません。介護保険の認定は、介護保険を必要とする人が保険者に申請します。この申請は、市町村長や特別区長から指定を受けた民間業者である指定居宅介護支援事業者や市町村や特別区が設置した地域包括支援センターなどに代行してもらうことができます。」

夏実　「申請をすればすぐ認定してもらえるのですか？」

白神　「いいえ。申請を受けた市町村・特別区は職員を派遣して申請者と面接をし、申請者の心身の状況や置かれている環境などの調査をします。また、申請者の主治医の意見も求めます。これらの情報を各市町村・特別区に設置された介護認定審査会に通知して、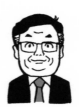申請者が介護保険の対象となるかどうか、また対象となるとするとその要介護状態区分や要支援状態区分は何かについて判定してもらいます。判定により介護保険の対象となれば、市町村は申請者に認定結果を通知するのです。」

翔　「その認定を基に申請者はサービスを受けるのですね。」

白神　「はい。認定を受けた申請者は通常、指定居宅介護支援事業者に依頼して居宅サービス計画（ケアプラン）を立ててもらいます。指定居宅介護支援事業者は、その計画を基に指定居宅サービス事業者と連絡を取ってサービスが受けられるように調整をします。」

夏実　「サービスの種類にはどんなものがあるのですか？」

白神　「主なものは、今までお話ししてきた居宅サービスのほかに地域密着型サービスと施設サービスがあります。地域密着型サービスというのは、市町村とか特別区という範囲よりもずっと狭い範囲で、定期巡回とか夜間対応を可能にしようとするものです。施設サービスというのは、被保険者を介護保険施設に収容してサービスを提供する

ものです。介護保険施設には、介護老人福祉施設、介護老人保健施設、それに医療機関の病床を使った介護医療院があります。」

翔　「予防給付でも同じですか？」

白神　「基本的には同じです。ただし、予防給付には施設サービスはありません。『可能な限り居宅で』というのが目的ですから、予防給付の対象となる要支援状態で施設に収容するということは想定していないからです。」

夏実　「具体的に受けられるサービスにはどのようなものがあるのですか？」

白神　「居宅サービスについていえば、まず、介護福祉士、看護師、理学療法士、作業療法士等が居宅を訪問して提供するサービスがあります。医師、歯科医師、薬剤師等が訪問して行うものは『居宅療養管理指導』とよばれています。その他、被保険者が施設に通う通所介護（デイサービス）、被保険者が２、３日施設に入所する短期入所生活介護（ショートステイ）がありますし、介護用具の貸し出しなども受けることができます。これらは、居宅での介護を続けることをサポートするものなので、居宅サービスに含まれているのです。」

翔　「費用を負担する必要はあるのですか？」

白神　「原則として被保険者は１割を負担します。」

夏実　「こういう公的なサービスはきちんと理解して賢く利用することが大切ですね。」

Key points

● 介護保険では、要介護状態となった場合でも、可能な限り、居宅で、有する能力に応じ自立した日常生活を営むことができるように配慮して保険給付を行う。

● 介護保険の保険者は市町村・特別区。被保険者は 65 歳以上の

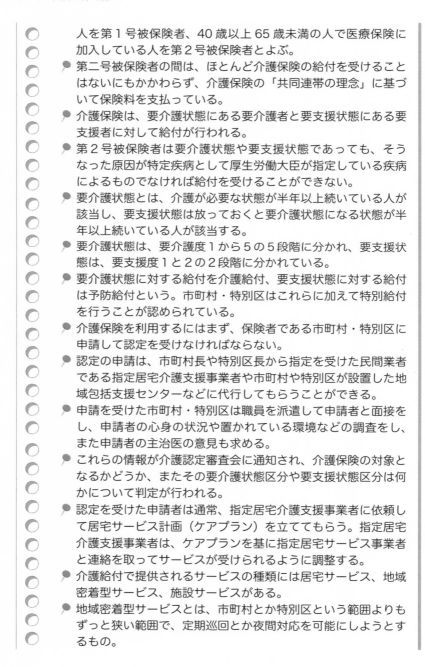

人を第 1 号被保険者、40 歳以上 65 歳未満の人で医療保険に加入している人を第 2 号被保険者とよぶ。

- 第二号被保険者の間は、ほとんど介護保険の給付を受けることはないにもかかわらず、介護保険の「共同連帯の理念」に基づいて保険料を支払っている。
- 介護保険は、要介護状態にある要介護者と要支援状態にある要支援者に対して給付が行われる。
- 第 2 号被保険者は要介護状態や要支援状態であっても、そうなった原因が特定疾病として厚生労働大臣が指定している疾病によるものでなければ給付を受けることができない。
- 要介護状態とは、介護が必要な状態が半年以上続いている人が該当し、要支援状態は放っておくと要介護状態になる状態が半年以上続いている人が該当する。
- 要介護状態は、要介護度 1 から 5 の 5 段階に分かれ、要支援状態は、要支援度 1 と 2 の 2 段階に分かれている。
- 要介護状態に対する給付を介護給付、要支援状態に対する給付は予防給付という。市町村・特別区はこれらに加えて特別給付を行うことが認められている。
- 介護保険を利用するにはまず、保険者である市町村・特別区に申請して認定を受けなければならない。
- 認定の申請は、市町村長や特別区長から指定を受けた民間業者である指定居宅介護支援事業者や市町村や特別区が設置した地域包括支援センターなどに代行してもらうことができる。
- 申請を受けた市町村・特別区は職員を派遣して申請者と面接をし、申請者の心身の状況や置かれている環境などの調査をし、また申請者の主治医の意見も求める。
- これらの情報が介護認定審査会に通知され、介護保険の対象となるかどうか、またその要介護状態区分や要支援状態区分は何かについて判定が行われる。
- 認定を受けた申請者は通常、指定居宅介護支援事業者に依頼して居宅サービス計画（ケアプラン）を立ててもらう。指定居宅介護支援事業者は、ケアプランを基に指定居宅サービス事業者と連絡を取ってサービスが受けられるように調整する。
- 介護給付で提供されるサービスの種類には居宅サービス、地域密着型サービス、施設サービスがある。
- 地域密着型サービスとは、市町村とか特別区という範囲よりもずっと狭い範囲で、定期巡回とか夜間対応を可能にしようとするもの。

施設サービスとは、被保険者を介護保険施設に収容してサービスを提供するもの。

- 介護保険施設には、介護老人福祉施設、介護老人保健施設、それに医療機関の病床を使った介護医療院がある。
- 予防給付には施設サービスはない。
- 居宅サービスには、医師、歯科医師、薬剤師等が訪問する「居宅療養管理指導」がある。
- 通所介護、短期入所生活介護、介護用具の貸し出しなども居宅サービスに含まれる。
- 保険者は原則として費用の1割を負担する。

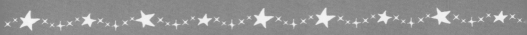

第2章　薬局実習その1

2−1　調剤を行える場所、薬局開設の許可

2−2　薬局の業務を行う体制

2−3　薬局開設者の遵守事項

2−4　管理薬剤師、学校薬剤師

2−5　保険処方箋

2−6　処方欄の読み方、分割調剤

2−7　毒劇薬の取扱い、麻薬の調剤

2−8　麻薬の取扱い

2−9　その他の規制薬物の取扱い

2−10　ジェネリック医薬品、バイオシミラー

2−11　個人情報の保護、情報の提供と薬学的知見に基づく指導

2−12　調剤報酬（調剤基本料、調剤料）

2−13　調剤報酬（薬学管理料、薬剤料、特定保険医療材料料）

2−14　処方欄への記載、調剤録への記載

2−15　在宅医療

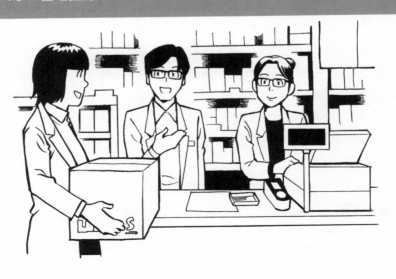

2-1　調剤を行える場所、薬局開設の許可

翔・夏実　「おはようございます。今日からの実務実習よろしくお願いします！」

田中指導薬剤師　「はい。今日からの指導を担当する指導薬剤師の田中です。よろしく。早速だけど、あなた方が実習をする場所は言うまでもなく『薬局』ですよね。薬局は医薬品医療機器等法で『薬剤師が販売また

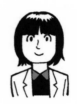

は授与の目的で調剤の業務並びに薬剤及び医薬品の適正な使用に必要な情報の提供及び薬学的知見に基づく指導の業務を行う場所』と定義されているの。つまり、薬局でなければ販売や授与の目的での調剤はできないということね。」

翔　「調剤した薬を患者さんに交付することを『販売』というのには、ちょっと抵抗を感じます。」

田中　「対価としてお金を受け取るから、『販売』とせざるを得ないのでしょうね。お金を受け取らない場合が『授与』ということよね。」

夏実　「薬局を開くには許可を受ける必要がありますよね。」

田中　「そう。薬局開設の許可は、店舗が保健所を有する市にある場合は市長、特別区（東京23区）にある場合は区長、それ以外の場合は都道府県知事から受けます。しかもその許可には6年という有効期間があって、有効期間が来るまでに更新を受けないと、許可は失効してしまうの。」

翔　「薬局の開設は薬剤師でなければできないのですか？」

田中　「そんなことないです。この薬局も私の父が開設したけど、父は薬種商だったのよ。」

第1章
第2章
第3章
第4章
第5章
第6章

翔　「薬種商？」

田中　「今の登録販売者みたいなものね。」

夏実　「病院や診療所等でも調剤をしていますが、この場合も薬局開設の許可が必要なのですか？」

田中　「病院や診療所の調剤を行う場所は調剤所とよぶんだけど、薬局開設の許可は必要ないの。ただし、その病院や診療所で診療を行っている医師の処方箋しか調剤は行えないのよ。」

翔　「災害時などの特別な理由により薬局で調剤できない場合は薬局以外での調剤が認められているって教わりました。」

夏実　「その場合は、あらかじめ許可を得なければいけないのですか？」

田中　「薬剤師法で緊急の場合の例外的な対応として認められているから、あらかじめの許可を受けたり、あとから届け出たりする必要ないわ。そしてもう１つ、薬局以外で調剤を行える場所として在宅医療の場合の患者宅があげられるの。」

翔　「薬剤師が必要と思われる薬を抱えていって、患者宅で処方箋を確認しながら調剤することができるということですか？」

田中　「いいえ。患者宅でできることは限られているわ。薬剤はあらかじめ薬局で調整しておいて、患者宅では処方箋の確認と処方医に対する疑義照会、それから処方医の同意を得て医薬品の数量を減らして調剤することしか行えないのよ。10錠処方されているのを５錠にするとかね。」

翔　疑義照会の結果、処方が変更になったらいったん薬局に戻って調剤し直さなければならないということですね。」

田中　「そういうことね。ところで、薬局という名称は、薬局開設の許可を受けた薬局しか使えないのよ。ただし、病院や診療所の調剤所も『薬局』の名称を用いることが例外的に認められているわ。」

夏実　「こちらの薬局ではOTC医薬品も扱っていますが、薬局が

調剤する場所だとすると、OTC医薬品も扱うためには医薬品販売業の許可とかが必要になるのですか？」

田中　「さっきの医薬品医療機器等法の薬局の定義では、『（薬局の）開設者が医薬品の販売業を併せ行う場合には、その販売業に必要な場所を含む』となっているので、薬局開設の許可があれば要指導医薬品やOTC医薬品も扱えることになるのよ。」

翔　「薬局開設の許可を受けるために守らなければならない基準があったと思いましたが。」

田中　「許可をもらうには『構造設備基準』『調剤などの薬局の業務を行う体制に関する基準』『申請者の人的要件』の3つの要件を満たさなくちゃいけないの。」

夏実　「構造設備基準ではどんなことが決められているのですか？」

田中　「店の大きさとか、調剤室の大きさとか、明るさとかが決められているわ。それからなければならない設備としては、まず調剤室。それに冷暗貯蔵設備と鍵のかかる貯蔵設備などがあるわ。試験検査に必要な設備・器具については、薬局製造販売医薬品の製造許可を取得していなければ必ずしも備えている必要はないのよ。」

翔　「調剤を行う予定がなければ調剤室はなくてもよいように思いますが。」

田中　「薬局である以上は調剤室はなければならないの。それだけじゃなくて調剤に必要な設備、器具も備えてなければならないわ。冷暗貯蔵設備とかぎのかかる貯蔵設備についても、そのような設備を必要とする医薬品を扱わないとしても必ずなければならないのよ。」

Key points

- 薬局でなければ販売や授与の目的での調剤はできない。
- 薬局開設の許可は、店舗が保健所を有する市にある場合は市長、特別区にある場合は区長、それ以外の場合は都道府県知事から受け、有効期間は6年である。
- 薬局の開設の許可は薬剤師でなくても受けることができる。
- 病院や診療所の調剤所では、薬局開設の許可がなくても調剤ができる。ただし、その病院や診療所で診療を行っている医師の処方箋しか扱えない。
- 災害時などの特別な理由により薬局で調剤できない場合は薬局以外での調剤が認められていて、この場合あらかじめの許可の取得やあとからの届け出は必要ない。
- 在宅医療の場合、患者宅でも調剤ができるが、処方箋の確認と処方医に対する疑義照会、処方医の同意を得て医薬品の数量を減らしての調剤に限定される。
- 薬局という名称は、薬局開設の許可を受けた薬局しか使えない。ただし、病院や診療所の調剤所も「薬局」の名称を用いることが例外的に認められている。
- 薬局開設の許可があれば要指導医薬品やOTC医薬品も扱える。
- 薬局開設の許可には『構造設備基準』『調剤などの薬局業務を行う体制に関する基準』『申請者の人的要件』の3つの要件がある。
- 薬局には調剤室はなければならず、調剤に必要な設備、器具も備えてなければならない。
- 薬局には、冷暗貯蔵設備とかぎのかかる貯蔵設備は、そのような設備を必要とする医薬品を扱わないとしても必ずなければならない。
- 試験検査に必要な設備・器具は、薬局製造販売医薬品の製造許可を取得していなければ必ずしも備えている必要はない。

2-2 | 薬局の業務を行う体制

田中指導薬剤師　「次に薬局の業務を行う体制についてだけど、まず、薬局の開店時間内は、常に薬剤師が勤務していなければならないという規定があるの。」

夏実　「そうすると、薬剤師が1人しかいない薬局では、在宅患者さんを訪問する場合などは店を閉めなければなりませんね。」

田中　「そう。薬剤師が薬局を離れるときは登録販売者などの従業員がいても薬局を閉めなければならないの。でも、お客さんにしてみると、登録販売者が売ることができるOTC医薬品や介護用品なども買うことができないということになって不便だわよね。そこ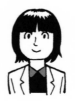で、緊急時の在宅対応や急遽日程の決まったカンファレンスへの参加のために一時的に薬剤師が店を離れる場合は、薬剤師がいなくてもお店を閉めなくてもよくなったのよ。」

翔　「お店を開けていたら処方箋を持ってくる患者さんもいるのではないですか?」

田中　「だから、その場合には、患者さんが調剤を受けられるように薬剤師がすぐに戻るとか、店にいる従業員に近所の薬局を紹介させるとかできなければならないの。」

夏実　「薬剤師が必ずいるということを担保するような規定があるのですか?」

田中　「勤務している薬剤師全員の1週間の勤務時間の合計が、薬局の開店時間の合計以上でなければならないという規定があるわ。これを満たさなければ開店時間中は常に薬剤師が勤務するという規定を

満たさないことになるでしょ。」

翔　「薬局に必要な薬剤師の人数の規定もありましたよね。」

田中　「1日の平均取扱処方箋数40までは1人、80までは2人、120までは3人必要というふうになっているわ。」

夏実　「処方箋数と言われました？　処方箋枚数ではないのですか？」

田中　「比較的処方が簡単な処方が多い眼科と耳鼻咽喉科と歯科の処方箋については、処方箋1枚を3分の2と数えることになっているから、処方箋枚数ではなく処方箋数となっているのね。その他の通常の処方箋は処方箋枚数＝処方箋数でいいんだけど。」

翔　「1日の平均処方箋数はどうやって求めるのですか？」

田中　「前年に取扱った総取扱処方箋数を前年に業務を行った日数で割って求めるのよ。」

翔　「毎年変わりますよね。」

田中　「そう。だから毎年3月31日までに前年に取扱った総取扱処方箋数を届け出なければならないの。」

夏実　「薬局の業務を行う体制では、その他にはどのようなことが定められているのですか？」

田中　「情報の提供や指導を行うための体制を備えていること、調剤の業務についての医療の安全を確保するため、指針の策定、従業員に対する研修の実施その他必要な措置が講じられていること、情報の提供及び指導その他の調剤の業務の適正な管理を確保するため、指針の策定、従業員に対する研修の実施その他必要な措置が講じられていることなどがあるわ。それと、もし薬局がOTC医薬品を扱う場合は追加の基準もあるわよ。」

翔　「申請者の人的要件はどうなっていますか？」

田中　「許可を取り消されてから3年以内の者とか、薬事に関する

法令の処分に違反して、違反行為があった日から2年以内の者とか、麻薬等の中毒者とかに該当する者には許可を与えないことができるとされているわ。申請者の人的要件に『薬剤師でない者』という規定がないから、薬剤師でなくても薬局を開設できるということになるの。」

翔　「ああ、そういうことなのですね。」

Key points

- 薬局では、薬局の開店時間内は、原則として常に薬剤師が勤務していなければならない。
- 緊急時の在宅対応や急遽日程の決まったカンファレンスへの参加のために一時的に薬剤師が店を離れる場合は、薬剤師がいなくても店を閉めなくてもよくなった。
- 患者が処方箋を持ってきた場合には、患者が調剤を受けられるように薬剤師がすぐに戻るか店にいる従業員に近所の薬局を紹介させるなどできなければならない。
- 勤務している薬剤師全員の1週間の勤務時間の合計が、薬局の1週間の開店時間の合計以上でなければならない。
- 薬局には、1日の平均取扱処方箋数40までは1人それ以後40増すごとに1人薬剤師を必要とする。
- 処方箋数を計算するにあたっては、眼科と耳鼻咽喉科と歯科の処方箋については、処方箋1枚を3分の2と数える。
- 1日の平均処方箋数は、前年に取扱った総取扱処方箋数を前年に業務を行った日数で割って求める。
- 毎年3月31日までに前年に取扱った総取扱処方箋数を届け出なければならない。
- 薬局の業務を行う体制では、情報の提供や指導を行うための体制を備えていなければならないとしている。
- 薬局の業務を行う体制では、調剤の業務についての医療の安全を確保するため、指針の策定、従業員に対する研修の実施その他必要な措置が講じられていなければならないとしている。
- 薬局の業務を行う体制では、情報の提供及び指導その他の調剤の業務の適正な管理を確保するため、指針の策定、従業員に対

する研修の実施その他必要な措置が講じられていなければならないとしている。

- 薬局の業務を行う体制では、薬局がOTC医薬品を扱う場合は追加の基準もある。
- 許可を取り消されてから3年以内の者とか、薬事に関する法令の処分に違反して、違反行為があった日から2年以内の者とか、麻薬等の中毒者とかに該当する者には薬局開設の許可を与えないことができるとされている。

2-3 ┃ 薬局開設者の遵守事項

田中指導薬剤師　「薬剤師には調剤に応じる義務とか、疑義照会を行う義務とかがあるでしょ？そしてこれに違反すると、罰せられたり、厚生労働大臣の処分を受けたりすることがあるじゃない。実は、これって薬局開設者の責任でもあるの。」

翔　「えっ、どういうことですか？」

田中　「薬局開設者の遵守事項として、薬剤師以外の者に調剤させてはならないとか、調剤を行う際の義務を薬剤師が果たすよう監督しなければならないとかが定められているのよ。」

夏実　「開設者は、『薬剤師のせいだ』って責任逃れはできないということですね。その他にも開設者には遵守事項があるのですか？」

田中　「薬局開設者の遵守事項の主なものは表の通りよ。②と③は同じ届出だけど、②は事後の届出でよいのに対して、③はあらかじめ届出なければならないの。」

翔　「④は、薬局製造販売医薬品の許可を取得していなければ試験検査の設備を持っていなくてもよかったので、その場合の対応が決められているということですね。やらなくてよいとはなってないのですね。」

田中　「そう。ところで、一昨年だったか、C型肝炎の薬の偽物が出回ったことがあったのを覚えているかな。あれは薬局が正規のルートでないところから薬を購入した結果だったんだけど、⑤の（イ）（ウ）（カ）（キ）などはそれを受けて追加されたものよ。」

夏実　「引っ越した時なんか、どの薬局に行けばよいかわからないので、⑧の情報ってありがたいですよね。」

表　薬局開設者の主な遵守事項

①薬局開設の許可証を薬局の見やすい場所に掲示する。

②その薬局の休廃止の届や変更の届を 30 日以内に薬局の所在地の都道府県知事等に提出する。

③相談時及び緊急時の電話番号その他連絡先、特定販売の実施の有無、特定販売の内容、健康サポート薬局である旨の表示の有無を変更するときは、あらかじめ薬局の所在地の都道府県知事等に届け出る。

④管理薬剤師が医薬品の適切な管理のために必要だと考えた医薬品の試験検査を、管理薬剤師に行わせる。もし、試験検査に必要な設備や器具が薬局にない場合は厚生労働省令で定められた試験検査機関を利用し試験検査を行い、結果を管理薬剤師に確認させる。

⑤薬局の管理に関することを記録するための帳簿を備え、最終の記載の日から 3 年間保存する。

⑥医薬品を購入したり譲り受けたときや他の薬局、医薬品の製造販売業者などの医薬品を取り扱う施設に販売や授与したときは以下の内容を帳簿に記載し、3 年間保存する。

（ア）　品名

（イ）　医療用医薬品についてはロット番号又は製造番号

（ウ）　医療用医薬品については使用の期限

（エ）　購入等の年月日

（オ）　購入等した相手の氏名及び住所

（カ）　氏名及び住所を確認するために提示を受けた資料

（キ）　購入者等と異なるものが取引に当たる場合は、購入者等と雇用関係にあること等を示す資料

⑦処方箋医薬品を処方箋の交付を受けた者に対して販売、授与したときは以下の内容を帳簿に記載し、最終の記載の日から 2 年間保存する。

（ア）　品名

（イ）　数量

（ウ）　販売などの年月日

（エ）　処方医の氏名、および住所等

（オ）　販売等した相手の氏名および住所

⑧医療を受ける者が薬局の選択を適切に行うために必要と思われる情報を薬局の所在地の都道府県知事に報告する。

⑨その薬局を利用するために必要な情報を、その薬局の見やすい場所の掲示板に掲示する。

⑩薬剤師以外の者に調剤させてはならない。

⑪調剤を行う際の薬剤師の遵守事項を、薬剤師が遵守するよう監督する。

⑫調剤された薬剤の適正な使用のため、薬剤師に、対面により、厚生労働省令で定める事項を記載した書面等を用いて必要な情報を提供させ、必要な薬学的知見に基づく指導を行わせる。

⑬調剤された薬剤の適正な使用のため、薬剤師に、患者等の当該薬剤の使用の状況を継続的かつ的確に把握させ、必要な情報を提供させ、必要な薬学的知見に基づく指導を行わせる。

⑭薬剤師に、情報の提供及び指導の内容を記録させる。

⑮管理薬剤師が保険衛生上支障を生ずるおそれがないように、その薬局の業務について述べた意見を尊重する

■田中■　「⑧は医療法で医療提供施設に義務付けられていることなの。調剤を行う薬局も医療法で医療提供施設になっているから、薬局に対しては、医薬品医療機器等法で義務付けているのよ。報告された情報は、都道府県知事が公表することになっているから、都道府県のホームページを見れば情報が入手できるの。それに薬局開設者はその情報をその施設内で閲覧するか、インターネット等で見られるようにしておかなければならないのよ。薬局の場合、どんな情報があると便利だと思う？」

■翔■　「開店時間とか薬局への行き方ですかね。場所によっては駐車場があるかどうかも気になりますね。…あとは麻薬を取扱っているかとか在宅をやっているかなどの業務内容、地域での活動情報などが開示されていると相談に乗ろうかなと思う人も増えると思うし親しみを持てると思います。それにクレジットカードで支払えるかも知りたいです。」

■田中■　「そういった情報は『管理、運営、サービス等に関する事項』、『提供サービスや地域連携体制に関する事項』としてまとめられているわ。『提供サービスや地域連携体制に関する事項』では処方箋を応需した患者数などの実績も含まれているわ。」

第1章

第2章

第3章

第4章

第5章

第6章

夏実　「それらの情報の内容って当然変わりますよね。」

田中　「だから少なくとも年に1回は届け出なければならないの。特に営業日や開店時間などの基本的な事項については、変更があったら速やかに届け出なければならないことになっているわ。」

翔　「実習が始まる前にこちらの薬局について県のホームページで確認しておけばよかったです。」

田中　「このところ薬局での不祥事が続いているけれども、厚生労働省では、こういった不祥事を防ぐには開設者のガバナンスを強化しなきゃいけないって考えていて、施行はこれからだけど法律改正も行ったわ。まあ、言い換えると開設者に不祥事の責任を取らせるということね。これまでも開設者の遵守事項が追加されてきたけど、今後ますます遵守事項が増えてくるんじゃないかな。」

Key points

- 薬局開設者は、薬剤師以外の者に調剤させてはならず、調剤を行う際の義務を薬剤師が果たすよう監督しなければならない。
- 薬局の休廃止の届や変更の届は30日以内に提出しなければならない。ただし、相談時及び緊急時の連絡先の変更等、あらかじめ届け出なければならない変更事項もある。
- 薬局開設者は、管理薬剤師が医薬品の適切な管理のために必要だと考えた医薬品の試験検査を、管理薬剤師に行わせなければならない。試験検査に必要な設備や器具が薬局にない場合は厚生労働省令で定められた試験検査機関を利用し試験検査を行い、結果を管理薬剤師に確認させなければならない。
- 薬局開設者は、薬局の管理に関することを記録するための帳簿を備え、最終の記載の日から3年間保存しなければならない。
- 薬局開設者は、医薬品を購入等したときや他の薬局、医薬品を取り扱う施設に販売等したときは必要事項を帳簿に記載し、3年間保存しなければならない。
- 薬局開設者は、処方箋医薬品を処方箋の交付を受けた者に対して販売等したときは必要事項を帳簿に記載し、最終の記載の日

から 2 年間保存しなければならない。

🔖 調剤を行う薬局も医療法で医療提供施設とされている。

🔖 薬局開設者は、医療を受ける者が薬局の選択を適切に行うために必要と思われる情報を薬局の所在地の都道府県知事に報告しなければならない。

🔖 都道府県知事は、報告された情報を公表しなければならない。また、薬局開設者はその情報をその施設内で閲覧するか、インターネット等で見られるようにしておかなければならない。

🔖 報告する情報には『管理、運営、サービス等に関する事項』、『提供サービスや地域連携体制に関する事項』がある。

🔖 これらの情報は、少なくとも年に 1 回は届け出なければならず、特に基本的な事項については、変更があったら速やかに届け出なければならない。

🔖 薬局開設者は、管理薬剤師が保険衛生上支障を生ずるおそれがないように、その薬局の業務について述べた意見を尊重しなければならない。

2-4 | 管理薬剤師、学校薬剤師

田中指導薬剤師「薬局には、管理薬剤師を置かなければならないというのは知っていると思うけど、管理薬剤師を置かなくてもよい場合があるのを知っているかな?」

翔「えっ、そんな場合があるのですか?」

田中「開設者が薬剤師であって、自ら薬局を実地に管理している場合は、管理薬剤師を置く必要はないの。」

夏実「その場合の開設者は管理薬剤師とは呼ばないのですね。」

田中「そう。もちろん管理薬剤師に求められることはやらなければならないけどね。」

翔「管理薬剤師になるためには何か資格とか、条件とかがあるのですか?」

田中「何か不祥事を起こして厚生労働大臣から処分を受けて厚生労働大臣の命じた再教育研修が終了していない薬剤師を除けば、薬剤師であれば誰でも管理薬剤師になることができるのよ。ほんとはそれなりの経験がいると思うけどね。大きな声では言えないけど、大学卒業したての薬剤師を管理薬剤師にしている薬局もあるわね。」

夏実「管理薬剤師は、『管理』って頭につくぐらいですから、薬剤師の仕事をした上にさらにやらなければならないことがあるのですよね。」

田中「簡単に言えば、『人』と『物』を管理することね。人の管理では、薬剤師だけでなく医療事務員などの従業員全員を管理するし、

物の管理では、取り扱う医薬品だけでなく構造設備なども管理しなければならないの。その他にもその薬局の業務について必要な注意をしなければならないし、試験検査や不良品の処理といった管理に関する事項は薬局開設者が用意した帳簿に記載しなければならないわ。さらに、保健衛生上支障を生ずるおそれがないように、その薬局の業務について薬局開設者に対し必要な意見を述べなければならないのよ。」

翔　「管理薬剤師も薬局開設者に雇われているわけですから、薬局開設者に対して意見をいうのはなかなか難しいのではないですか？」

田中　「そうよね。だから、薬局開設者の遵守事項として、管理薬剤師が述べたそういった意見を尊重しなければならないと、法律で定めているぐらいだからね。それでも、最近起こった薬局がらみの不祥事を見てみると、そのうちの大部分は管理薬剤師が開設者にきちんと意見を言わなかったために、大事になったんじゃないかと思うわ。」

夏実　「薬局を『実地に管理する』ってありましたけど、どういう意味ですか？」

田中　「簡単に言えば、お店にいつもいるということかな。だから、管理薬剤師は、あらかじめ薬局開設の許可を受けた都道府県知事等の許可を受けていない限り、その薬局以外の薬局などで管理薬剤師を務めたり薬事に関する実務に従事したりすることは認められていないの。」

翔　「都道府県知事等の許可が受けられる場合にはどのようなものがありますか？」

田中　「学校薬剤師に従事する場合があるかな。」

翔　「小学校や中学校の時、校医さんにはお世話になったことがありますが、学校に薬剤師さんもいるって知りませんでした。」

田中　「学校医は定期健康診断で生徒と接する機会があるので、皆

さんの記憶に残っているのね。学校薬剤師も幼稚園から高校まで置かなければならないことになっているの。もちろん、毎日いるわけではないけどね。大学には学校医は置かなければならないけど、学校薬剤師は置く必要はないの。」

夏実　「学校薬剤師って、どんなことをするのですか？」

田中　「主に学校の環境衛生に関することかな。それに、学校で使用する医薬品、毒物・劇物や保健管理に必要な用具および材料の管理について指導や助言をしたり、必要があれば試験、検査等も行っているわ。あと、生徒や児童に対して薬物乱用についての講義や薬の使い方について講義をしている学校薬剤師もいるわね。」

夏実　「どうすれば学校薬剤師になれるのですか？」

田中　「学校設置者が任命あるいは委嘱することになっているの。知り合いの薬剤師が学校薬剤師をやっているから、今度学校に連れてってもらえるように頼んでおくね。」

Key points

- 開設者が薬剤師であって、自ら薬局を実地に管理している場合を除き、薬局には管理薬剤師を置かなければならない。
- 厚生労働大臣から処分を受けて厚生労働大臣の命じた再教育研修が終了していない薬剤師は管理薬剤師になれない。
- 薬局の管理薬剤師は、薬剤師だけでなく医療事務員などの従業員全員を管理し、取り扱う医薬品だけでなく構造設備なども管理しなければならない。
- 管理薬剤師は、試験検査や不良品の処理といった管理に関する事項は薬局開設者が用意した帳簿に記載しなければならない。
- 管理薬剤師は、保健衛生上支障を生ずるおそれがないように、その薬局の業務について薬局開設者に対し必要な意見を述べな

けれればならない。薬局開設者は、管理薬剤師が述べた意見を尊重しなければならない。

● 管理薬剤師は、あらかじめ都道府県知事等の許可を受けていない限り、その薬局以外の薬局などで管理薬剤師を務めたり薬事に関する実務に従事したりすることは認められていない。

● 学校薬剤師は、幼稚園から高校まで置かなければならないが、大学には置く必要はない。

● 学校薬剤師の仕事は、学校の環境衛生について検査をしたり、児童・生徒の快適な学校環境を作るために、いろいろな指導・助言を行うこととされている。

● 生徒や児童に対して薬物乱用についての講義や薬の使い方について講義をしている学校薬剤師もいる。

● 学校薬剤師は、学校設置者が任命あるいは委嘱する。

第1章

第2章

第3章

第4章

第5章

第6章

2-5 | 保険処方箋

翔・夏実 「おはようございます。」

田中指導薬剤師 「おはよう。今日は調剤をやってもらうわね。処方
箋は見たことあるわよね?」

夏実 「ええ。大学での事前学習で見ました。」

田中 「なぜ調剤に処方箋が重要なのかわかる?」

夏実 「処方箋に従わなければ販売、授与の目的での調剤は行えな
いからだったと思います。」

田中 「調剤は私たち薬剤師の専任事項とはいえ医師等の処方箋に
よらなければ行えず、たとえ正しいと思っても自分の判断で処方内容
を変えることはできないの。もし、処方内容に疑問があった場合は、
処方した医師に確認し、疑問を解消してからでなければ調剤できない
のよ。」

夏実 「疑義照会というと教わりました。」

田中 「処方箋は処方医から薬剤師へのメッセージなので、疑問に
思ったことがあれば処方医に問い合わせなければならないの。他の医
師では、処方医がメッセージに込めた意味までは分からないでしょ?」

翔 「薬剤師が間違いだと思っても、処方医は薬剤師が思ったも
のとは別の意図で処方していることもあるわけですね。」

田中 「そう。だから、疑義照会を行った場合は『備考』欄にはや
りとりを記載しなければならないの。これは疑義照会の結果変更がな
かった場合も同じなのよ。薬剤師としての義務を行いました、この処
方についての疑問が解消されました、という証にもなるしね。」

夏実 「では、備考欄には疑義照会している最中に記載しないとま

ずいですね。」

田中　「そうでないと忘れちゃうからね。じゃあ、
処方箋の内容を詳しくみていきましょう（図）。これ
は、保険調剤を行うための処方箋なので、上の部分と
右側の都道府県番号まではそのための事務的な内容に
なるわ。もしこの部分に疑問があったら確認は、処方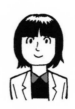
医に問い合わせなくてもいいの。このうち保険者番号の確認は重要な
のよ。患者さんが加入している保険者を間違うと保険請求しても支
払ってもらえなくなるからね。処方箋を出した保険医療機関では、必
ず患者さんの保険証で確認しているから、記載内容を信用してもいい
んだけど、念のため患者さんに保険証を見せてもらうこともできるの
よ。その場合患者さんは保険証を見せるのを拒否してはいけないと定
められているわ。」

翔　「保険医療機関の所在地及び名称、電話番号、保険医氏名は
ゴム印でもいいのですか？」

田中　「ゴム印でも、印刷してあっても構わないわ。ただその場合
は押印されている必要があるの。保険医の氏名については、「署名又
は記名・押印」とされているので、自筆で記載してあれば印は不要と
いうことになるわ。」

夏実　「『公費負担者番号』とか『公費負担医療の受給者番号』と記
載がありますが、これは何のことですか？」

田中　「生活保護の人や結核の患者さんや肝炎の患者さんなどに対
して医療費の全額又は一部負担金の全部又は一部を国や都道府県が負
担する制度があって、これを公費負担医療制度というのよ。ただし、
薬局が公費負担医療の調剤を行うには、それぞれ対象ごとにあらかじ
め指定を受けたり、都道府県知事と契約を結んだりしていないといけ
ないの。」

翔　「処方箋がFaxなどで送られてくることもあると聞きました

図　処方箋（療担規則）

様式第二号　（第二十三条関係）

処　方　箋

（この処方箋は、どの保険薬局でも有効です。）

公費負担者番号							保険者番号							
公費負担医療 の受給者番号							被保険者証・被保険 者手帳の記号・番号							

患者	氏　名		保険医療機関の 所在地及び名称	
	生年月日	明大昭平　　年　月　日　　男・女	電話番号 保険医氏名　　　　　　　　　　㊞	
	区　分	被保険者　　　　被扶養者	都道府県番号　　点数表番号　　医療機関コード	

交付年月日	平成　年　月　日	処方箋の 使用期間	平成　年　月　日	特に記載のある場合 を除き、交付の日を含 めて4日以内に保険薬 局に提出すること。

処 方 備 考	変更不可	個々の処方薬について、後発医薬品（ジェネリック医薬品）への変更に差し支えがあると判断した場合には、「変更不可」欄に「レ」又は「×」を記載し、「保険医署名」欄に署名又は記名・押印すること。
	保険医署名	「変更不可」欄に「レ」又は「×」を記載した場合は、署名又は記名・押印すること。

保険薬局が調剤時に残薬を確認した場合の対応（特に指示がある場合は「レ」又は「×」を記載すること。）
□保険医療機関へ疑義照会した上で調剤　　　　□保険医療機関へ情報提供

調剤済年月日	平成　年　月　日	公費負担者番号							
保険薬局の所在 地及び名称 保険薬剤師氏名	㊞	公費負担医療の 受給者番号							

備考　1.「処方」欄には、薬名、分量、用法及び用量を記載すること。
　　　2. この用紙は、日本工業規格　A 列5番を標準とすること。
　　　3. 療養の給付及び公費負担医療に関する費用の請求に関する省令（昭和51年厚生省令第36号）第1条の公費負担医療については、「保険医療機関」とあるのは「公費負担医療の担当医療機関」と、「保険医氏名」とあるのは「公費負担医療の担当医氏名」と読み替えるものとすること。

が、その場合の調剤などはどうなっているのですか？」

田中　「いい質問ね。Fax で送られてくる処方箋は、処方医の押印がされていないから正式な処方箋とはならないの。単なる処方箋のコピーね。でも、実際それに基づいて調剤を始めなければ、あらかじめ Fax で送った意味がなくなるわよね。だから、それは調剤じゃなくて、調剤の準備行為として説明されているの。つまり、本物の処方箋で確認をして、初めて調剤が完結することになるというわけね。だから、処方箋を持たない家族などが受け取りに来ても薬剤を渡すことはできないのよ。」

夏実　「左側はまず患者さんの情報ですね。それから交付年月日と処方箋の使用期間。かっこの中に『特に記載のある場合を除き、交付の日を含めて4日以内に保険薬局に提出すること。』と書いてあります。」

田中　「そう。だから保険処方箋の場合この欄が空欄でも疑義照会する必要はないの。4日を過ぎてしまうとその処方せんは無効になって使えないわ。」

翔　「次が処方欄ですね。」

田中　「備考の1にあるように、処方欄には、薬名、分量、用法及び用量を記載してあるはず。」

夏実　「『個々の処方薬について、後発医薬品（ジェネリック医薬品）への変更に差し支えがあると判断した場合には、『変更不可』欄に『✓』又は『×』を記載し、『保険医署名』欄に署名又は記名・押印すること。』と書いてあります。」

田中　「もし、『✓』又は『×』が記載されていなかったり、記載されていても備考欄にある『保険医署名』欄に署名等がなければ、薬局で、患者さんの意向を聞いて処方医に疑義照会をしなくてもジェネリック医薬品に変更できるようにしてあるのよ。」

翔　「備考欄には疑義照会の結果などを記載するのでした。あと、

第1章
第2章
第3章
第4章
第5章
第6章

残薬を確認した場合の対応を記載するようになっています。」

田中 「残薬というのは患者さんの飲み残しの薬のことよね。それが使えるなら今回の処方剤数を減らすことができるでしょ。どういう対応をしたかの記録ね。」

夏実 「それから調剤年月日と保険薬局の所在地及び名称、保険薬剤師の氏名を記載します。」

田中 「ここも署名又は記名・押印でなければならないわよ。」

翔 「もし、偽物と思われる処方箋を受けたときはどうすればいいですか？」

田中 「もちろん調剤してはだめ。それから、患者さんが加入する保険者へ連絡しなければならないの。もし麻薬や向精神薬を含む偽造処方箋だったら都道府県や警察にも通報したほうがよいでしょうね。」

Key points

● 薬剤師は、医師等の処方箋によらなければ調剤できない。たとえ正しいと思っても自分の判断で処方内容を変えることはできない。

● 薬剤師は、処方内容に疑問があった場合は、処方した医師に確認し、疑問を解消してからでなければ調剤できない。

● 疑義照会は、処方医に対して行わなければならない。

● 疑義照会を行った場合は『備考』欄にはやりとりを記載しなければならない。疑義照会の結果変更がなかった場合もその旨記載する。

● 保険医療機関では、患者が療養の給付を受ける資格があることを必ず保険証で確認しなければならない。

● 保険薬局は、保険者番号の確認のために患者に保険証を見せてもらうこともできる。その場合患者は保険証を見せるのを拒否できない。

● 処方箋には、保険医は、氏名を署名又は記名・押印しなければならない。

● 公費負担医療制度では、国や都道府県が医療費の全額又は一部

　　　負担金の全部又は一部を負担する。
● 薬局が、公費負担医療の調剤を行うには、それぞれ対象ごとに
　あらかじめ指定を受けたり、都道府県知事と契約を結んだりし
　ておく必要がある。
● Fax で送られてくる処方箋は、正式な処方箋とはならず、本物
　の処方箋で確認をして調剤が完結する。処方箋を持たない家族
　などが受け取りに来ても薬剤を渡すことはできない。
● 保険処方箋では、使用期間は特に記載がなければ交付の日を含
　めて4日間である。
● 変更不可欄に「レ」又は「×」が記載されていなかったり、備
　考欄の「保険医署名」欄に署名等がなければ、薬局で、患者の
　意向を聞いて処方医に疑義照会をしなくてもジェネリック医薬
　品に変更できる。
● 備考欄には、残薬を確認した場合の対応を記載する。また、調
　剤年月日、保険薬局の所在地及び名称、保険薬剤師の氏名を記
　載する。
● 偽物と思われる処方箋を受けたときは、患者が加入する保険者
　へ連絡しなければならない。

2－6 ｜ 処方欄の読み方、分割調剤

田中指導薬剤師　「調剤は薬剤師の権利だけど、その代わり薬剤師は正当な理由がある場合を除いて、調剤に応じる義務があるの。」

夏実　「調剤を拒否できる正当な理由としては、処方医に連絡がつかず疑義照会が行えない場合や冠婚葬祭、急な体調不良、災害、事故の場合などが挙げられていたと思います。」

田中　「そうね。処方された薬を備蓄していないとか、閉店時間だとかいうことは正当な理由とは認められていないわ。ところで、調剤をするには、処方箋の処方欄に記載されていることが理解できないとだめよね？」

翔　「処方欄には薬名、分量、用法・用量を記載するというルールがあったと思います。」

田中　「そう。薬名は薬価基準に収載されている名称を記載することが基本で、5 mg 錠と 10mg 錠というように複数の規格単位があるときは規格単位まできちっと記載されていないと何を調剤してよいかわからないわよね。ただ、最近は一般名処方が推奨されているので、その場合は、一般的名称＋剤形＋含量が記載されるわ。」

夏実　「薬局側でその薬が何か分かっているとしても、簡略名や記号などで記載してはいけないということですね。」

田中　「漢方薬が番号で記載されていたこともあったけどそれも不可ね。薬価基準に収載されている名称を記載するということは、薬価基準に収載されていないものは処方できないし、調剤もできないということになるわね。次に分量は、内服薬や頓服薬については、1 回量を記載するのが基本よ。散剤や液剤は原薬量ではなくて製剤量を記載

することになっているわ。製剤量で記載されているのを原薬量だと勘違いして調剤し、患者さんが亡くなった事件もあったから、注意が必要ね。」

翔　「『コデインリン酸塩散1％　60mg』のような時ですね。これはコデインリン酸塩が1％にされた散剤を60mg調剤するのであって、コデインリン酸塩が60mgになるように、1％散剤を60g調剤するのではないということですね。」

田中　「そういうこと。それから用法・用量だけど、内服薬については1日の服用回数、服用のタイミング、服用日数が必要よ。例えば『A錠5mg　1回1錠1日3回　朝昼夕食後7日分』というふうになるの。外用薬の場合は、1回量が書けないから総量と使用部位が記載されているわ。」

夏実　「麻薬や向精神薬は処方日数に制限があるのですよね。」

田中　「通常は、医師が問題ないと思えば2か月分だろうが半年分だろうが処方することができるんだけど、麻薬とか向精神薬は取り扱いに注意が必要なので処方日数が制限されているの。特に気をつけなければいけないのは新薬ね。新薬は薬価基準に収載された翌月から1年間は原則14日分しか処方できないので、注意が必要よ。」

夏実　「これまで60日分出ていたのに、新薬に変更したら14日分しか出せなくなるということがあるということですね。」

田中　「該当する薬のリストでも作っておかないと、ついそのまま調剤してしまうということになりかねないわね。」

翔　「処方された一部だけを調剤する分割調剤というのがあると教わりました。」

田中　「分割調剤ができるのは、14日分を超える処方がされている場合で、患者さんが薬剤の保存が困難であるなどの理由があるときね。その他、後発医薬品が初めて処方された患者さんに分割調剤することもあるわ。初めてなのに長期間分調剤してしまうと患者さんに合

わなくても返品を受けるわけにいかないでしょ。お試し調剤ともいうんだけど、この場合の分割調剤は 14 日以内の処方日数でも構わないの。分割調剤をするかどうかの判断は薬剤師が行うけど、処方医の了解が必要よ。」

夏実 「分割調剤をしたときは、その処方箋はまだ使えますよね。その処方箋は薬局で保管するのですか？」

田中 「いいえ、処方箋は患者さんに返さなければならないわ。」

夏実 「じゃあ患者さんは、残りを調剤してもらうために他の薬局にいってもかまわないのですか？」

田中 「そうよ。だから、分割調剤を行った薬局の薬剤師は、処方箋に調剤量を記入する必要があるの。そうすれば、患者さんが他の薬局に処方箋を持っていっても、その薬局であとどのくらい調剤できるかがわかるでしょ？」

翔 「２番目の薬局では処方日数から初めの薬局で調剤した日数分を引いた日数分まで調剤できるということですね。」

田中 「そこがちょっとややこしいんだけど、患者さんが処方箋を持ってきた日によって調剤できる量が変わってくるの。処方医は、遅くとも交付した処方箋の有効期間＋処方日数までには次の診察を受けに来ることを患者さんに指示していると考えるとわかりやすいわ。つまり、その日を超えてまで患者さんの手元に薬が残ってはいけないということね。例えば、28 日分の薬剤が処方された処方箋があって、４日間の有効期間の最後の日に 14 日分調剤したとすると、調剤した薬剤がなくなる翌日に患者さんが処方箋を持ってくれば残りの 14 日分調剤できるのだけど、患者さんが処方箋を持ってくるのがそれより１日あとだと 13 日分、２日あとだと 12 日分しか調剤できないのよ。」

翔 「落ち着いて考えてみます。」

Key points

- 調剤に従事する薬剤師には、正当な理由がある場合を除いて、調剤に応じる義務がある。処方された薬が備蓄していないとか、店が閉店したとかは正当な理由とはならない。
- 処方箋の処方欄の薬名は薬価基準に収載されている名称を記載する。ただし、一般名処方の場合は、一般的名称＋剤形＋含量が記載される。
- 薬局側でその薬が何か分かっているとしても、簡略名や記号などで記載してはならない。
- 分量は、内服薬や頓服薬は、1 回量を記載するのが基本。散剤や液剤は原薬量ではなくて製剤量を記載する。
- 内服薬については 1 日の服用回数、服用のタイミング、服用日数の記載が必要。外用薬の場合は、総量と使用部位を記載する。
- 麻薬や向精神薬、新薬で薬価基準に収載された翌月から 1 年の間は、処方日数に制限がある。
- 14 日分を超える処方がされている場合で、患者さんが薬剤の保存が困難であるなどの理由があるときに分割調剤ができる。ただし、処方医の了解が必要である。
- 後発医薬品が初めて処方された患者に対しても分割調剤することができる。
- 分割調剤を行った後の処方箋は患者に返さなければならない。患者は、残りを調剤してもらうために他の薬局に行くこともできる。
- 分割調剤を行った薬局の薬剤師は、処方箋に調剤量を記入する必要がある。
- 2 回目以降の薬局で調剤できる量については、処方医は、遅くとも交付した処方箋の有効期間＋処方日数までには次の診察を受けに来ることを患者さんに指示していると考えるとわかりやすい。

2－7 ｜ 毒劇薬の取扱い、麻薬の調剤

田中指導薬剤師 「それでは調剤室を案内するわね。うちは大体2000品目ぐらい備蓄しているの。」

夏実 「錠剤やカプセル剤、散剤や顆粒剤、外用剤はそれぞれ別にしてあるのですね。どういう順番に並べてあるのですか？」

田中 「うちでは、商品名のあいうえお順に並べているわ。ただ、名前が似ていることで取り間違いをするといけないので、そういうものには注意を促すマークをつけているの。複数含量規格がある場合も注意がいるわね。悩ましいのは後発医薬品よ。商品名は、先発医薬品は販売名で、後発医薬品は一般名だから、あいうえお順に並べると先発医薬品と後発医薬品が離れてしまうでしょ？それに先発医薬品が処方されていた時に一般名は何だったっけなって考えてしまうこともあるじゃない。だから、先発医薬品の隣に後発医薬品を置くようにしているの。」

翔 「こちらの棚にも、錠剤やカプセル剤がありますけど。」

田中 「それは、毒薬や劇薬に分類されているものね。毒薬や劇薬はほかの物と区別して陳列しなければならないから別の棚にしてあるの。特に毒薬は鍵のかかる場所に陳列しなければならないから、こちらは鍵がかかるようになっているわ。」

夏実 「えーと、毒薬は黒い背景に白い字で品名と「毒」の文字が書いてあってそれを白い枠で囲ってあります。劇薬は白い背景に赤い字で品名と「劇」の文字が書いてあってそれを赤い枠で囲ってあります。」

田中 「こちらの冷蔵庫には冷暗所に保存する必要がある医薬品を

置いているの。それと、こちらの金庫を見て。この中には麻薬が入れてあるの。麻薬は、薬局内の鍵をかけた堅固な設備内に保管しなければならないから、普通は金庫に置くことになるわね。それと、麻薬は覚醒剤を除き麻薬以外のものと一緒には保管できないので、例えば、覚醒剤原料を麻薬と同じ金庫に保管することは認められていないのよ。覚醒剤は麻薬と一緒に保管できるのだけど、覚醒剤は院外処方箋で処方されることはないので、薬局では麻薬単独で保管することになるわね。」

翔　「この麻薬には封がされています。」

田中　「政府発行の証紙で封がしてあるのよ。この封は、麻薬製造業者が行うんだけど、麻薬卸売業者はこの封がされたままで麻薬小売業者などに譲り渡さなければならないの。逆に、私たちが調剤して患者さんに渡すときは封を開けて渡さなければならないのよ。」

翔　「封には『日本政府』の文字が記載されていますね。あとは…読めないや。」

田中　「麻薬はとても厳しく規制がされていて、何らかの免許を受けた者でないと所持することができないの。もっとも処方された患者さんは別だけどね。薬局は、麻薬小売業者の免許を都道府県知事から受けた場合にのみ麻薬を所持できるのよ。この麻薬小売業者の免許は麻薬を調剤するための免許なのよ。」

夏実　「小売業者なんていうと、普通のお店みたいですね。」

翔　「麻薬処方箋は医師や歯科医師が交付するのですよね。この医師や歯科医師にも免許がいるのですね。」

田中　「医師や歯科医師が麻薬を処方するには麻薬施用者の免許を都道府県知事から受ける必要があるわ。麻薬施用者がいる医療機関は麻薬診療施設とよばれるんだけれど、麻薬診療施設の免許というのはないの。」

翔　「麻薬処方箋は普通の処方箋とはちがうのですか？」

田中　「麻薬処方箋には通常の処方箋の記載内容に加えて、麻薬施用者の免許証の番号、患者住所を記載することになっているの。麻薬処方箋は麻薬施用者しか交付できないから、この麻薬施用者の免許証の番号が記載されているかどうかの確認は絶対に忘れてはならないわ。」

Key points

- 毒薬・劇薬はほかの物と区別して陳列しなければならない。毒薬は鍵のかかる場所に陳列しなければならない。
- 毒薬は黒地に白枠に白字で品名と「毒」の文字が、劇薬は白地に赤枠に赤字で品名と「劇」の文字が記載してある。
- 麻薬は、薬局内の鍵をかけた堅固な設備内に保管しなければならない。麻薬は麻薬以外のもの（覚醒剤を除く）と一緒には保管できない。
- 覚醒剤は院外処方箋で処方されることはない。
- 麻薬卸売業者は政府発行の証紙で封がされたままで譲り渡さなければならず、調剤して患者に渡すときは封を開けて渡さなければならない。
- 麻薬を調剤された患者を除き、何らかの免許を受けた者でなければ麻薬を所持できない。
- 薬局が麻薬を調剤するためには、都道府県知事から麻薬小売業者の免許を受けなければならない。
- 医師や歯科医師が麻薬を処方するには麻薬施用者の免許を都道府県知事から受ける必要がある。
- 麻薬施用者がいる医療機関は麻薬診療施設とよばれるが、麻薬診療施設の免許というのはない。
- 麻薬処方箋には通常の処方箋の記載内容に加えて、麻薬施用者の免許証の番号、患者住所を記載する。

第1章
第2章
第3章
第4章
第5章
第6章

2-8 ｜ 麻薬の取扱い

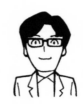

翔　「麻薬を買うのは卸からですよね。卸も免許がいるのですね。」

田中指導薬剤師　「そう、麻薬卸売業者の免許が必要。これもやはり都道府県知事から受けるの。だから、麻薬は同じ都道府県内の麻薬卸売業者からしか買うことができないわ。そしてその場合、麻薬卸売業者から譲渡証を受け取って、こちらから譲受証を渡さなければならないの。」

夏実　「他の薬局から麻薬を融通してもらう場合も同じ都道府県内でないとだめなのですか？」

田中　「麻薬小売業者が麻薬を渡すことができるのは麻薬処方箋を所持する者だけとされているので、薬局が他の薬局に麻薬を渡すことは原則できないのよ。ただし、同じ都道府県内の2以上の麻薬小売業者が共同して都道府県知事から麻薬小売業者間譲渡許可を受けた場合は例外的に認められているんだけど、それも調剤しようとしたら足りなかった時だけしか麻薬の譲渡が認められていないの。もちろん譲渡証と譲受証は交換しないとだめよ。」

翔　「麻薬にはいろいろな免許があるみたいですけど、すべて都道府県知事から受けるのですか？」

田中　「さっき、麻薬小売業者は同じ都道府県内の麻薬卸売業者からしか麻薬を購入できないと言ったけど、このように、都道府県内だけで麻薬を動かす免許は都道府県知事が与え、取り扱う麻薬が日本全国を動くような免許は厚生労働大臣が与えるのよ。だから、同じ卸売業者でも、卸売業者に麻薬を売る卸売業者は麻薬元卸売業者とよばれ

て厚生労働大臣の免許が必要だわ。そのほか、麻薬製造業者の免許も厚生労働大臣の管轄ね。」

夏実　「免許には有効期間があるのですよね。」

田中　「ええ。全ての免許が、免許を受けた翌々年の12月31日までが有効期間となっているわ。さっき話した麻薬小売業者間譲渡許可も同じ。それと、これらの免許は更新の手続きがないので、免許が切れるごとに新たな免許を取得しなければならないのよ。で、免許が失効したら、15日以内に所持している麻薬の種類と量を都道府県知事に届け出るとともに、免許証を返納しなければならないの。もう免許がないんだから、麻薬を所持していることは違法になるんだけど、失効してから50日間に限り、同じ都道府県内の、麻薬卸売業者とか麻薬小売業者、麻薬診療施設に譲り渡すことが認められているの。」

翔　「麻薬を廃棄するのにも許可がいるのですか？」

田中　「麻薬を廃棄しようとする場合は、都道府県知事に届け出て都道府県の職員の立会いのもとで廃棄しなければならないの。ただし、患者さんから返却されたものなど調剤された麻薬については、あらかじめ届け出る必要はなくて、回収が困難な方法で廃棄し、廃棄後30日以内に都道府県知事に届け出ればよいことになっているわ。」

夏実　「これだけ管理が厳しいと、麻薬が盗まれたり、なくなったりすると大変ですね。」

田中　「その場合は、すみやかに都道府県知事に届出なければならないわ。もちろん警察にも届出ることにはなるでしょうけど。その他にも麻薬の入っているアンプルを落として割っちゃたなんていう場合も、都道府県知事への事故届が必要になってくるの。」

翔　「本当に取扱いが厳しいです。」

田中　「国は全ての麻薬の所在を把握しておきたいと考えているみ

たいね。だから麻薬小売業者は、買った麻薬の量、調剤して渡した麻薬の量、廃棄した麻薬の量、それから紛失した麻薬の量を帳簿に付けて2年間保存しなければならないし、毎年都道府県知事に報告しなければならないの。」

夏実　「こういうことは違反すればきっと罰則があるのですよね。」

田中　「例えば、麻薬処方箋を持たない人に麻薬を譲り渡すと、7年以下の懲役を科されるとされているわ。」

夏実　「だから、実習では麻薬は見るだけなのですね。」

Key points

- 麻薬の卸売業者は、都道府県知事から麻薬卸売業者の免許を受ける必要がある。
- 麻薬は同じ都道府県内の麻薬卸売業者からしか購入ができない。麻薬を購入するときは、譲渡証を受け取り、譲受証を渡さなければならない。
- 麻薬小売業者が麻薬を渡すことができるのは麻薬処方箋を所持する者に限られる。したがって、薬局が他の薬局に麻薬を渡すことは原則できない。
- 同じ都道府県内の2以上の麻薬小売業者が共同して都道府県知事から麻薬小売業者間譲渡許可を受けた場合は、調剤しようとしたら不足している時にその麻薬小売業者間での麻薬の譲渡が認められている。
- 都道府県内だけで麻薬を動かす免許は都道府県知事が与え、取り扱う麻薬が日本全国を動くような免許は厚生労働大臣が与える。
- 麻薬を取り扱う免許の有効期間は、すべて免許を受けた翌々年の12月31日まで。麻薬小売業者間譲渡許可の有効期間も同じ。
- 麻薬の免許には更新制はなく、免許の有効期間が過ぎるごとに新たな免許を取得しなければならない。
- 麻薬小売業者は、免許が失効したら、15日以内に所持している麻薬の種類と量を都道府県知事に届け出るとともに、免許証

を返納しなければならない。

● 麻薬小売業者は、免許が失効してから50日間に限り、同じ都道府県内の、麻薬卸売業者とか麻薬小売業者、麻薬診療施設に麻薬を譲り渡すことが認められている。

● 麻薬を廃棄しようとする場合は、都道府県知事に届け出て都道府県の職員の立会いのもとで廃棄しなければならない。

● ただし、患者から返却されたものなど調剤された麻薬については、回収が困難な方法で廃棄し、廃棄後30日以内に都道府県知事に届け出ればよい。

● 麻薬が盗まれたり紛失したりした場合は、すみやかに都道府県知事に届出なければならない。

● 麻薬の入っているアンプルを破損した場合などは、都道府県知事への事故届が必要になる。

● 麻薬小売業者は、麻薬の出入りを帳簿に付けて2年間保存しなければならない。また、毎年その出入りの記録を都道府県知事に報告しなければならない。

● 麻薬処方箋を持たない人に麻薬を譲り渡すと、7年以下の懲役に処される。

第1章
第2章
第3章
第4章
第5章
第6章

2-9 その他の規制薬物の取扱い

田中指導薬剤師「ついでだからその他の規制薬物の取扱いについても整理しておきましょうか。まず向精神薬から。向精神薬は3つに分類されていたでしょう？」

夏実「乱用の危険性と治療上の有用性により、第1種向精神薬、第2種向精神薬、第3種向精神薬の3種類に分類されています。」

田中「そうね。第1種向精神薬にはメチルフェニデートなどが、第2種向精神薬にはフルニトラゼパムやペンタゾシンなどが、第3種向精神薬にはトリアゾラムやブロチゾラムなどが指定されているわ。」

夏実「向精神薬を取扱うのにも免許が必要なのですか？」

田中「向精神薬は麻薬と同じ『麻薬及び向精神薬取締法』で規制されていて、麻薬と同じ仕組みになっているの。ただ、麻薬ほど厳しくする必要がないので、麻薬に比べると緩い規定になっているけどね。麻薬の取り扱いと比較しながら見ておくと覚えやすいわね。」

翔「じゃあ、向精神薬を調剤するためには『向精神薬小売業者』の免許を受ける必要があるのですね。」

田中「その通りなんだけど、実際は薬局であれば向精神薬小売業者の免許を受けたものとみなされるから、わざわざ申請を行わなくても調剤を行えるわ。有効期間も6年となっているけれど、特に免許を必要としないと申し出ない限り自動的に更新されるのよ。」

夏実「向精神薬も向精神薬処方箋を所持する者にしか譲り渡しできないのですか？」

田中「ええ。でも、向精神薬卸売業者に返品することは認められているのよ。それに、薬局は向精神薬卸売業者の免許も受けたものと

みなされるので、他の薬局に譲り渡すこともできるわ。施用者の免許はないので、医師や歯科医師であれば誰でも向精神薬処方箋は交付できるの。」

翔　「麻薬は購入するときもいろいろと大変ですけれど、向精神薬はどうなっていますか。」

田中　「ほとんど普通の薬と同じね。譲渡証と譲受証を交換する必要はないし、購入するのは同じ都道府県内である必要もない。封の規定もないわ。」

夏実　「廃棄するときは届出がいりますか？」

田中　「焼却その他の向精神薬を回収することが困難な方法により行わなければならないけど、特に届出は必要ないわ。」

翔　「保管の規定はどうなっていますか？」

田中　「向精神薬は、業務に従事する人が実地に盗難の防止につき必要な注意をする場合を除き鍵をかけた施設内で保管しなければならない、とされているわ。」

翔　「じゃあ、業務に従事する人が実地に盗難の防止につき必要な注意をする場合は、鍵をかけた施設内で保管しなくてもよいということですか。面白い規定ですね。もし、盗まれたり、紛失したりしたときはどうすればよいのですか？」

田中　「盗まれたり、紛失したりした向精神薬が一定数量以上の場合、品名や数量を速やかに都道府県知事に届け出なければならないわ。」

夏実　「あとは記録ですけど。」

田中　「第3種向精神薬を除く向精神薬については、譲り渡し、譲り受け、廃棄した向精神薬の品名、数量、その年月日を記録して、記録の日から2年間保存しなければならないの。調剤した向精神薬や、患者から返却された向精神薬については、記録に含める必要はないわ。」

第1章
第2章
第3章
第4章
第5章
第6章

翔　「覚醒剤原料についてはやはり調剤するのに免許が必要なのですか？」

田中　「いえ。医師等の処方箋により覚醒剤原料を調剤する場合は特に免許はいらないわ。だから、調剤するために薬局や薬剤師が医薬品である覚醒剤原料を所持することも認められているの。」

夏実　「覚醒剤原料の取扱いについて教えてください。」

田中　「取扱いは麻薬に近いわね。譲り受ける場合は、譲渡証と譲受証の交換が必要よ。もちろん調剤した覚醒剤原料を患者さんに渡す場合や患者さんから返却される場合はその必要はないけどね。保管は、金庫でなくてもよいんだけど、薬局内の鍵をかけた場所に保管することになっているわ。廃棄は、麻薬と同じように都道府県知事に届け出てその職員の立ち合いの下に行わなければならないの。盗難や紛失について届出も麻薬と一緒ね。」

翔　「大麻に興味があるのですが。」

田中　「ダメダメ。絶対に手を出しちゃだめよ。最近英国で、大麻製品の医療目的での利用が合法化されたというニュースが流れていたけど、日本では大麻から製造された医薬品を施用することは禁止されているから、所持するだけで違法ということになるわ。」

Key points

- 向精神薬は、乱用の危険性と治療上の有用性により、第1種向精神薬、第2種向精神薬、第3種向精神薬の3種類に分類されている。
- 第1種向精神薬にはメチルフェニデートなどが、第2種向精神薬にはフルニトラゼパムやペンタゾシンなどが、第3種向精神薬にはトリアゾラムやブロチゾラムなどが指定されている。
- 薬局であれば向精神薬小売業者の免許を受けたものとみなされ

る。向精神薬小売業者の有効期間も6年となっており、特に申し出ない限り自動的に更新される。

- 向精神薬も向精神薬処方箋を所持する者にしか譲り渡しできない。ただし、向精神薬卸売業者に返品することや他の薬局に譲り渡すことはできる。
- 医師や歯科医師であれば誰でも向精神薬処方箋を交付できる。向精神薬を購入するにあたって、譲渡証と譲受証を交換する必要はない。購入するのは同じ都道府県内である必要もないし、封の規定もない。
- 向精神薬の廃棄は、焼却その他の向精神薬を回収することが困難な方法により行わなければならないが、特に届出は必要ない。
- 向精神薬は、業務に従事する人が実地に盗難の防止につき必要な注意をする場合を除き鍵をかけた施設内で保管しなければならない。
- 向精神薬が一定数量以上の向精神薬を盗まれたり、紛失したりした場合、品名や数量を速やかに都道府県知事に届け出なければならない。
- 第3種向精神薬を除く向精神薬については、譲渡等を記録し、記録の日から2年間保存しなければならない。
- 薬局で医師等の処方箋により覚醒剤原料を調剤する場合は特に免許はいらない。
- 覚醒剤原料を譲り受ける場合は、譲渡証と譲受証の交換が必要である。
- 覚醒剤原料は、薬局内の鍵をかけた場所に保管しなければならない。
- 覚醒剤原料を廃棄するには、都道府県知事に届け出てその職員の立ち合いの下に行わなければならない。
- 覚醒剤原料の盗難や紛失については速やかに都道府県知事に届けなければならない。
- 大麻から製造された医薬品を施用することは禁止されている。

2-10 | ジェネリック医薬品、バイオシミラー

翔　「おはようございます。昨日受け取った処方箋の処方欄の変更不可に✓がついていて、備考欄の保険医署名欄に署名があったので、患者さんに後発医薬品への変更の希望は聞かなかったのですが、それでよかったのですよね。」

田中指導薬剤師　「ええ。ところで処方欄には薬がいくつか処方されていなかった？」

翔　「5種類の薬が処方されていたと思います。」

田中　「変更不可の✓は全部の薬に付いていた？」

翔　「いえ、確か一番初めの薬にチェックがついていただけでした。」

田中　「そう。処方医が変更不可を希望する場合は、変更不可を希望する薬全部にチェックを付けなければならないの。一番初めの薬にしかチェックが付いていないとすると、それ以外の薬については、後発医薬品に変更してよいという意味になるのよ。」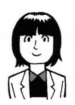

翔　「えっ、失敗してしまいました。」

田中　「処方医もよく理解していない場合があるから、疑義照会しないといけないのかもしれないわね。次回からは、注意しようね。」

翔　「はい。」

田中　「せっかくだから、後発医薬品について説明しましょうか。後発医薬品ってジェネリック医薬品とも言うでしょ。どういうことかわかる？」

夏実　「前から不思議に思っていました。ジェネリックって、一般

的なというような意味ですよね。」

田中　「ジェネリックというのは、有効成分の一般名のことなの。欧米では，後発医薬品は有効成分の一般名が製品名となることから，ジェネリック医薬品とよばれていて，日本でも後発医薬品メーカーがこの名称を用いるようになったのね。後発医薬品ではイメージが悪いと考えたのかもね。」

翔　「後発医薬品の定義とかってあるのですか？」

田中　「新薬として開発された医薬品と有効成分，投与経路が同一で、その新薬として開発された医薬品を製造販売している会社と違う会社が製造販売する医薬品とでもいうのかな。この時の新薬として開発された医薬品のことを先発医薬品とよんでいるわ。」

夏実　「だから、添加剤などは違ってもかまわないのですね。」

田中　「そう。それに有効成分が同じでも投与経路が違うと後発医薬品とは扱われなくて新薬として開発しなければならなくなるの。」

翔　「後発医薬品が発売されていない新薬はいっぱいありますよね。」

田中　「新薬の特許が切れないと後発医薬品は発売できないの。それと、新薬は再審査を受けなければならないのだけど、その再審査期間中はもし特許が切れていたとしても後発医薬品は発売できないのね。だから、平均すると後発医薬品が発売されるのは、新薬が発売されてから10年後ぐらいになるわ。このことを患者さんにきちんと説明できないと、この薬局は後発医薬品を扱ってないのかと思われてしまうかもしれないわね。」

夏実　「後発医薬品が薬価基準に収載されるときの薬価は、先発医薬品の50％って教わったのですが、どうしてそんなに安い価格で販売できるのですか？」

田中　「後発医薬品は、新薬に比べて開発する費用がわずかで済むので、安い価格で販売できるの。新薬だと承認を得るのに、動物試験

や臨床試験を実施しなければならないけど、後発医薬品に要求される
のは、規格及び試験方法に関する資料、安定性に関する資料、それに
先発医薬品との生物学的同等性に関する資料だけなの。生物学的同等
性の試験というのは、先発医薬品と治療効果が同等であることを示す
ための試験だったわよね。」

翔　「先発医薬品と治療効果が同等であることを示すには、結局
臨床試験を実施しなければならないのではないですか？」

田中　「その通りなんだけど、それではジェネリック医薬品の開発
費用が膨大になってしまい、安いというジェネリック医薬品の特徴が
出せなくなってしまうでしょ。だから、例えば錠剤のような固形製剤
の場合、健常人を用いたクロスオーバー試験で血中濃度に差がないこ
とを示せばよいことになっているの（図）」

図　生物学的同等性試験（日本ジェネリック製薬協会ホームページより）

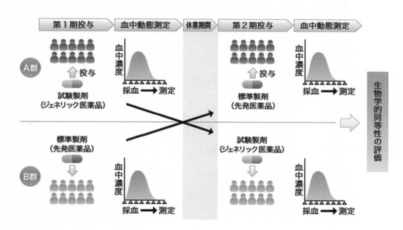

夏実　「製造するたびに生物学的同等性の試験を行うわけではない
ですよね。」

田中　「その通りよ。そこで内服固形製剤については溶出試験の設

定が義務づけられているの。同等の血中濃度が得られるためには、そもそも胃や腸での溶け方が同等でなければ話にならないでしょ。だけど、溶け方が同等だからと言って生物学的同等性が証明できているわけではないので注意が必要ね。つまり、溶出試験は生物学的同等性の前提であって、代用にはならないということ。古い承認の製品では、新薬を含め溶出試験が設定されていなかったので、これらについては、適切な溶出試験を設定するための品質再評価が実施され，その結果は日本版オレンジブック（医療用医薬品品質情報集）として公表されているから参考にするといいわ。」

翔　「処方医の先生とお話しすると、後発医薬品に対して不信感を持っておられる先生もおられます。」

田中　「後発医薬品に対しては，品質，情報提供，安定供給の問題を指摘される先生もおられるわ。特に最近は、安定供給に支障をきたした事例が相次いでいるの。原薬が手に入らないとかいろいろな理由があるようだけど。患者さんの中にも後発医薬品について不安を感じている方もいるはずだから、丁寧に説明することが必要ね。」

翔　「この間の処方箋では、先発医薬品のOD錠（口腔内崩壊錠）が処方されていたのですが、後発医薬品には普通錠しかないのです。普通錠に変更するには疑義照会しなければならないのですよね。」

田中　「OD錠の代わりに普通錠を調剤することは疑義照会しなくても行えるのよ。これを変更調剤と呼んでいるんだけど、これ以外にも、例えば10mg錠の代わりに5mg錠を2錠調剤することや10mg錠の代わりに10mgカプセルに変更して調剤することなども認められているわ。」

夏実　「最近、オーソライズド・ジェネリック（AG）というのを耳にしますけど、普通の後発医薬品と何が違うのですか？」

田中　「AGというのは、先発医薬品を製造販売す

る会社が、ほかの会社に製造販売することを認めた後発医薬品のことをいうの。先発医薬品会社が製造して後発医薬品会社に渡すこともあるし、原薬だけ渡して後発医薬品会社で製造する場合もあるわ。先発医薬品と同じというので、医療現場での信頼は高いわね。」

翔　「バイオシミラーとか、バイオセイムとかも聞きますけど。」

田中　「先発バイオ医薬品の後発品がバイオシミラーね。バイオ製品の場合、低分子化合物の場合と違って、全く同じものを製造することは困難なので、似ているものという意味でバイオシミラーとよんでいるの。バイオ後続品といわれることもあるわ。バイオ製品でAGにあたるのがバイオセイムよ。」

夏実　「後発医薬品は薬局で選ぶことができるから、薬剤師の責任は重大ですね。」

Key points

- 処方医は変更不可を希望する場合は、変更不可を希望する薬全部にチェックを付けなければならない。
- 新薬として開発された先発医薬品と有効成分，投与経路が同一で、先発医薬品を製造販売している会社と違う会社が製造販売する医薬品のことを後発医薬品という。
- 後発医薬品は先発医薬品と添加剤などは違ってもかまわない。有効成分が同じでも投与経路が違うと新薬となる。
- 後発医薬品は、新薬の特許が切れないと発売できない。また、新薬の再審査期間中は発売できない。
- 後発医薬品の承認申請に要求されるのは、規格及び試験方法に関する資料、安定性に関する資料それに生物学的同等性に関する資料だけ。
- 固形製剤の場合、生物学的同等性は、健常人を用いたクロスオーバー試験で先発製品と血中濃度に差がないことを示す。
- 古い承認の製品では、先発医薬品を含め適切な溶出試験を設定するための品質再評価が実施され，その結果は日本版オレンジブックとして公表されている。

- 医療現場の一部では、後発医薬品に対し、品質，情報提供，安定供給の問題が指摘されている。
- OD錠の代わりに普通錠、10mg錠の代わりに5mg錠を2錠、10mg錠の代わりに10mgカプセルに疑義照会せずに調剤する変更調剤が認められている。
- 先発医薬品を製造販売する会社が、ほかの会社に後製造販売することを認めた後発医薬品のことをオーソライズド・ジェネリック（AG）という。
- バイオ製品の後発医薬品をバイオシミラー、バイオ製品でAGにあたるのをバイオセイムという。
- バイオ製品の場合、低分子化合物の場合と違って、全く同じものを製造することは困難なので、似ているものという意味でバイオシミラーとよばれる。

第1章

第2章

第3章

第4章

第5章

第6章

2-11 個人情報の保護、情報の提供と薬学的知見に基づく指導

翔・夏実　「おはようございます。」

田中指導薬剤師　「おはよう。今日は、患者さんと実際に話してもらうわ。」

翔・夏実　「あ、はい。うまくできるか心配です。」

田中　「OSCE でやったと思うけど、患者さんとは 2 回話をするわよね。」

翔　「えーと、調剤を始める前の情報収集と、薬剤を渡すときの服薬指導ですね。」

田中　「調剤を始める前の情報収集は、処方がその患者さんに問題がないかどうかを判断する上で非常に重要よ。情報収集で確認すべきことは表 1 の通りで、薬歴にも記載しておく必要があるわ。このうちオとカは 2 回目以降の場合ね。」

表 1　患者等からの確認事項

ア　患者の基礎情報（氏名、生年月日、性別、被保険者証の記号番号、住所、必要に応じて緊急連絡先）
イ　患者の体質（アレルギー歴、副作用歴等を含む）、薬学的管理に必要な患者の生活像及び後発医薬品の使用に関する患者の意向
ウ　疾患に関する情報（既往歴、合併症及び他科受診において加療中の疾患に関するものを含む。）
エ　併用薬（要指導医薬品、一般用医薬品、医薬部外品及び健康食品を含む。）等の状況及び服用薬と相互作用が認められる飲食物の摂取状況
オ　服薬状況（残薬の状況を含む。）
カ　患者の服薬中の体調の変化（副作用が疑われる症状など）及び患者又はその家族等からの相談事項

第1章

第2章

第3章

第4章

第5章

第6章

夏実　「患者さんが、医師に話したからって教えてもらえない場合はどうしたらよいのですか？」

田中　「こういったことを教えてもらうことで患者さんに有効で安全な薬剤を調剤することができるんだっていうことを、そういった患者さんだけでなくすべての患者さんに初めに丁寧に説明しておくの。ただし個人情報保護法の観点からの注意も必要よ。」

翔　「教えてもらう内容が個人情報にあたるということですね。」

田中　「そう。特にこういった病歴に関する情報とかは個人情報の中でも「要配慮個人情報」とよばれるもので、取得にあたって利用目的を明らかにしたうえで、本人の同意を得る必要があるのよ。通常の個人情報であれば認められている、情報を取得することと取得する目的を店頭に掲示をしておいて、個別には同意を得ないですませるというオプト・アウトという方法が、要配慮個人情報については認められていないの。こういった義務は個人情報データベースを事業に用いている個人情報取扱事業者に課せられているんだけど、薬局は個人情報取扱事業者に該当するでしょ。」

夏実　「個人情報取扱事業者に該当するのは、過去6か月以内に1日でも5000件を超える個人情報データベース等を事業に利用している者のみと教わりました。」

田中　「法律が改正されて、取り扱う件数に関係なく個人情報データベース等を事業に利用しているすべての事業者が個人情報取扱事業者に該当することになったのよ。個人情報取扱事業者は取得した個人情報を本人の了解なく第三者に提供することは禁止されているの。ただし、いくつかの例外があって、その1つに法律で求められている場合というのがあるの。医師や薬剤師は、患者さんに副作用が生じたことに気づいたときは厚生労働大臣に報告するようになっているでしょ。この副作用の報告は、医薬品医療機器等法の規定に基づいて行うことだから、患者さんの了解を取らなくても厚生労働大臣に報告す

ることができるのよ。」

翔　「薬剤を渡すときの服薬指導はどのようなことに注意すればよいですか？」

田中　「法律では服薬指導とは言わずに『情報の提供と薬学的知見に基づく指導』といっているのよ。まず、形から説明すると、薬局内で患者さんと対面で、必要な事項を記載した書面などを用いて行うことになっているの。うちでは、紙ではなくて i-Pad を使っているけどそれでもかまわないのよ。」

夏実　「書面などに記載しなければならない事項とはどのようなものですか？」

田中　「表2の通りよ。このうちアからエについては薬袋を用いて説明してもよいとされているわ。」

表2　書面等に記載する事項

ア　薬剤の名称
イ　薬剤の有効成分の名称（一般的名称があるものは、その一般的名称）及びその分量（有効成分が不明のものは、その本質及び製造方法の要旨）
ウ　薬剤の用法及び用量
エ　薬剤の効能又は効果
オ　薬剤に係る使用上の注意のうち、保健衛生上の危害の発生を防止するために必要な事項
カ　その他調剤した薬剤師が適正な使用のために必要と判断する事項

翔　「薬剤ごとに、そういった内容を記載した書面をあらかじめ用意しておくと便利ですね。」

田中　「そうかもしれないけど、情報提供や指導は、患者さんの状況に応じて個別に提供しなければならないとされているのよ。」

夏実　「そういった意味でも、事前の患者さんからの情報収集が重要になってくるわけですね。」

田中　「それから、書面に記載することまでは求められていないけど、副作用などが生じたときの対処方法も伝えておく必要があるわ。情報提供及び指導を終えたら内容を理解したか、また質問はないかを患者さんに確認してからでないと薬剤を渡すことはできないの。その際に薬剤を渡した薬剤師名と薬局の名称及び薬局の電話番号その他連絡先を伝えなければならないのよ。」

翔　「患者さんが急いでるから情報提供や指導はいいよって言った場合はどうすればよいですか？」

田中　「薬剤を渡してはいけないとされているわ。」

翔　「わあ、もめそう。ますます緊張してきました。」

Key points

- 調剤を始める前の情報収集は、処方がその患者に問題がないかどうかを判断する上で非常に重要。
- 調剤を始める前に収集する情報には、患者の基礎情報、患者の体質、患者の生活像及び後発医薬品に関する患者の意向、疾患に関する情報、併用薬等の状況及び服用薬と相互作用が認められる飲食物の摂取状況などがある。
- また、2回目以降には、残薬の状況を含む服薬状況、患者の服薬中の体調の変化及び患者又はその家族等からの相談事項についても情報収集する。
- 病歴に関する情報とかの「要配慮個人情報」の取得については、オプト・アウトが認められていない。
- 取り扱う件数に関係なく個人情報データベース等を事業に利用しているすべての事業者が個人情報取扱事業者に該当する。
- 個人情報取扱事業者は取得した個人情報を本人の了解なく第三者に提供することは禁止されている。ただし、法律で求められている場合などはその対象から除外されている。
- 厚生労働大臣への副作用の報告は、医薬品医療機器等法の規定に基づいて行うことなので、個人情報ではあるが、患者の了解を取ることなく行うことができる。

- 薬剤師は調剤した薬剤を患者に渡すときには情報の提供と薬学的知見に基づく指導を行わなければならない。
- 情報の提供と薬学的知見に基づく指導は、薬局内で患者さんと対面で、必要な事項を記載した書面等を用いて行う。
- 書面等には、薬剤の名称、有効成分の名称、用法及び用量、効能又は効果、使用上の注意のうち、保健衛生上の危害の発生を防止するために必要な事項等を記載する。
- 情報提供や薬学的知見に基づく指導は、患者の状況に応じて個別に提供しなければならない。
- 副作用などが生じたときの対処方法も伝えておく必要がある。
- 情報提供及び薬学的知見に基づく指導を終えたら内容を理解したか、また質問はないかを患者に確認してからでないと薬剤を渡すことはできない。
- その際に薬剤を渡した薬剤師名と薬局の名称及び薬局の電話番号その他連絡先を伝えなければならない。
- 患者が情報提供や指導を受けることを拒否した場合は薬剤を渡してはならない。

2－12 ｜ 調剤報酬（調剤基本料、調剤料）

田中指導薬剤師 「調剤が終わったら患者さんから一部負担金を受け
とらないといけないんだけど、その金額は調剤報酬に基づいて計算す
ることになるわよね。夏実さんは薬局で調剤してもらったときに領収
書といっしょに明細書を受け取ったと思うけど、その内容をじっくり
と見たことはあるかな？」

夏実 「調剤技術料や薬学管理料、薬剤料の項目があって、それぞ
れに点数が記載されていました。」

田中 「よく見ていたね。調剤報酬は、その3つに、インスリン製
剤のためのディスポーザル注射器などを交付した場合の特定保険医療
材料料を加えた4つで構成されているの。」

夏実 「薬代だけを払っていると思っている患者さんもいると思い
ます。」

田中 「そうかもしれないわね。患者さんに聞かれたときにきちっ
と答えられるように、しっかりと内容を把握しておきましょうね。ま
ず調剤技術料は調剤基本料と調剤料に分けられるわ。調剤基本料はい
わば薬局を経営していくためのフィーなの。だから、処方箋を受け付
けるごとに処方の内容にかかわらず決まった金額を算定することに
なっているわ。ただし、同一医師からの複数の処方箋や同じ保険医療
機関で一連の診療行為に基づいた複数の処方箋が出された場合は1
回の受付となるの。」

翔 「歯科の処方箋であっても、同じ医療機関の他の診療科の処
方箋と同時に受け付けた場合は1回と数えるのですか？」

田中 「その場合に限り別受付としてよいの。調剤基本料は基本

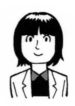

41点なんだけれど、たくさんの処方箋を受けている
場合や、特定の医療機関が発行する処方箋の割合が高
い場合、かかりつけ薬局に係わる機能を果たしていな
い場合などには減額されるわ。あとは卸との間で医療
用医薬品の取引価格の妥結率が低い場合も減額の対象
となるの。」

翔　「調剤基本料が薬局を経営していくためのフィーだとすると
それが低い薬局は処方箋をたくさん受けとらないと薬局の維持が難し
そうですね。」

田中　「調剤基本料を減額しているのは門前薬局を牽制し面分業を
促すためと説明されているけれど、患者さんからすると門前薬局のほ
うが安くなっているから、かえってそちらに向かうことになるかもし
れないわね。」

夏実　「薬局で調剤した医薬品に占める後発医薬品の割合によって
は調剤基本料に加算できるって聞きました。」

田中　「それ以外にも、備蓄している医薬品の数や在宅医療の体制
など厚生労働大臣が定める施設基準に適合している薬局では加算がで
きるのよ。」

翔　「そうすると調剤基本料は薬局によって点数はいろいろです
ね。」

田中　「そうね。ただし、その薬局を訪れる患者さんはすべて同じ
額になるのよ。」

夏実　「分割調剤の場合の調剤基本料はどうなるのですか？」

田中　「1回目は通常通りの調剤基本料ね。その薬局が2回目以降
の調剤を行った場合は、5点だけ算定できるの。ただし、おためし分
割調剤の場合は、5点を算定できるのは2回目の調剤までよ。もし、
1回目と違う薬局が2回目以降の調剤を行った場合は通常の調剤基本
料を算定できるわ。あと、医師の指示に基づいた分割調剤の場合は、

1回目の調剤から調剤基本料、調剤料、薬学管理料等は一定割合しか算定できないことになっているの。」

翔　「次は調剤料ですね。」

田中　「調剤料は内服薬か外用薬かなどによって点数の付け方が変わってくるの。内服薬の場合『剤』を単位に算定するのよ。剤は服用時点の違いを示すもので、服用時点が同じであれば何種類薬剤が処方されていても1剤となるの。」

翔　「処方箋を見ていると食前とか食直前などいろいろありましたが、そうすると剤が多くなってしまいませんか？」

田中　「食事を基にした服用時点は食前、食間、食後の3区分しか認められていないの。だから食前と食直前の薬が処方されていても1剤として数えることになるのよ。調剤料は処方日数が7日まで、8日から14日まで、15日から21日まで、22日から30日まで、31日以上の区分で定額となっているわ。ただし内服薬でも浸煎薬は調剤した種類ごとに算定して、湯薬は調剤した種類ごとに投与日数に応じて算定するの。」

夏実　「浸煎薬も湯薬も生薬だというのは覚えているのですが、違いを忘れてしまいました。」

田中　「生薬を薬局で煎じて，液剤としたものが浸煎薬で、薬局で2種類以上の生薬を混合して患者さんが煎じる量ごとに分包したものが湯薬よ。」

翔　「服用時点が決められていない頓服薬や、外用薬はどのように算定するのですか？」

田中　「頓服薬は何種類処方されていても額は一定で、外用薬は調剤した種類ごとに算定するのよ。」

夏実　「調剤料にも加算があったと思いました。」

田中　「調剤を行う際に特別な技術が必要とされた場合，麻薬など特別な注意が必要な医薬品を調剤した場合，あるいは通常の営業時間

でない時間に調剤を行った場合に調剤料に加算することができるわ。例えば、散剤や軟膏について時々混合を行ってもらうことがあるけどその場合は計量混合加算が算定できるのよ。」

夏実　「混合は処方箋を受け取ってから行っているので、患者さんの待ち時間が長くなって申し訳ないなといつも思っているのですが、比較的多く出るものはあらかじめ混合しておくことはできないのですか？」

田中　「あらかじめ混合しておくことは可能だけど、その場合5分の1の点数しか算定できないの。」

翔　「とてもすぐには覚えきれません。レセコンがなかったら、お手上げです！」

Key points

- 調剤報酬は、調剤技術料、薬学管理料、薬剤料、特定保険医療材料料の4つで構成されている。調剤技術料は調剤基本料と調剤料に分けられる。
- 調剤基本料は、処方箋を受け付けるごとに処方の内容にかかわらず決まった金額を算定する。
- 同一医師からの複数の処方箋や同じ保険医療機関で一連の診療行為に基づいた複数の処方箋が出された場合は1回の受付となる。ただし、歯科の処方箋は別受付とすることができる。
- 調剤基本料は、たくさんの処方箋を受けている場合や、特定の医療機関が発行する処方箋の割合が高い場合、かかりつけ薬局に係わる機能を果たしていない場合、卸との取引価格の妥結率が低い場合などには減額される。
- 調剤基本料は、薬局で調剤した医薬品に占める後発医薬品の割合や厚生労働大臣が定める施設基準に適合している薬局では加算ができる。
- 調剤基本料は薬局によって点数はいろいろだが、その薬局を訪れる患者さんはすべて同じ額になる。
- 分割調剤の場合、1回目と同じ薬局が2回目以降の調剤を行っ

た場合の調剤基本料は、5点だけ算定できる。1回目と違う薬局が2回目以降の調剤を行った場合は通常の調剤基本料を算定できる。

- おためし分割調剤の場合は、5点を算定できるのは2回目の調剤まで。
- 医師の指示に基づいた分割調剤の場合は、1回目の調剤から調剤基本料、調剤料、薬学管理料等は一定割合しか算定できない。
- 内服薬の調剤料は、『剤』を単位に算定する。剤は服用時点の違いを示すもので、服用時点が同じであれば何種類薬剤が処方されていても1剤となる。
- 食事を基にした服用時点は食前、食間、食後の3区分しか認められていない。
- 内服薬の調剤料は処方日数の区分で定額となっている。ただし、浸煎薬は調剤ごとに、湯薬は調剤を単位に投与日数に応じて算定する。
- 生薬を薬局で浸煎して、液剤としたものが浸煎薬で、薬局で2種類以上の生薬を混合して患者が煎じる量ごとに分包したものが湯薬。
- 頓服薬は何種類処方されていても額は一定で、外用薬は調剤ごとに算定する。
- 調剤を行う際に特別な技術が必要とされた場合、麻薬など特別な注意が必要な医薬品を調剤した場合、通常の営業時間以外の時間に調剤を行った場合に調剤料に加算できる。
- 計量混合加算は予製剤とした場合、5分の1の点数しか算定できない。

第1章

第2章

第3章

第4章

第5章

第6章

2−13 | 調剤報酬（薬学管理料、薬剤料、特定保険医療材料料）

夏実 「薬学管理料は服薬指導を行った場合に算定できる点数ですか？」

田中指導薬剤師 「薬剤師は患者が処方された薬を正しく安全に服用できるように手助けするファーマシューティカル・ケアの役割が期待されているでしょ。服薬指導もそのうちの1つよね。そのような薬剤師の活動を評価したのが薬学管理料なの。薬学管理料の中で基本となるのが、薬剤服用歴管理指導料ね。薬剤服用歴管理指導料は、薬歴を作成したうえで、表にあるような指導をすべて行って初めて算定できるの。」

翔 「薬歴も保存期間が決まっているのですか？」

田中 「薬歴は、最後に記載した日から、つまり患者さんが来なくなってから、処方箋や調剤録と同様に3年間保存しなければならないのよ。」

表　薬剤服用歴管理指導料の算定要件

① 薬歴に基づいて、処方された薬剤の重複投薬、相互作用、薬物アレルギー等を確認した上で、必要事項を薬剤情報提供文書により情報提供し、薬剤の服用に関し、基本的な説明を患者等に行うこと。

② 患者等と対話することにより、患者の服薬状況、服薬期間中の体調の変化、残薬の状況等の情報を収集し、その要点を薬歴に記載し、これに基づき、投与される薬剤の適正使用のために必要な服薬指導を行うこと。薬歴への記載は、指導後速やかに完了させ、同一患者についての全ての記録が必要に応じ直ちに参照できるよう患者ごとに保存・管理すること。

③ 手帳を用いる場合は、調剤を行った薬剤について、調剤日、薬剤の名称、用法、用量その他必要に応じて服用に際して注意すべき事項等を患者の手

帳に経時的に記載すること。
④　残薬の状況については、患者ごとに作成した薬歴に基づき、患者等から
　確認し、残薬が確認された場合はその理由も把握すること。また、残薬が
　相当程度認められると判断される場合には、処方医に対して連絡、投与日
　数等の確認を行うよう努めること。
⑤　薬剤情報提供文書により、調剤した薬剤に対する後発医薬品に関する情
　報について患者に提供すること。

翔　「薬剤服用歴管理指導料以外にも薬学管理料はあるのですか？」

田中　「在宅訪問を行ったときやかかりつけ薬剤師として業務を行った際に算定できる項目があるわ。」

夏実　「薬学管理料でも加算を算定できることはあるのですか？」

田中　「あるわよ。麻薬を調剤して服薬指導を行った場合の加算や重複投与があったとき処方医に連絡・確認を行い、処方が変更された場合の加算などね。」

翔　「この間患者さんの家族が薬がわからなくなったといって相談しに来たのですがその場合は何か算定できるのですか？」

田中　「外来服薬支援料が算定できる場合があるわね。自分で服薬管理することが困難な患者さんや医療機関の求めで持参した薬を整理したりして日々の服薬管理が容易になるよう支援した場合に算定できるの。処方箋の受け取りがなくても算定できる少し変わった報酬なんだけど、処方箋の受け取りがないからその他の点数は算定できないのよ。」

翔　「薬代にあたるのが薬剤料ですか？」

田中　「そう。これは調剤料を算定する単位ごとに薬価基準で調べた薬価を合計するのよ。薬価は金額で示されているので、合計金額の一の位が５円を超える場合は切り上げ、５円以下の場合は切り捨てて

から10円で割って点数に直すの。同じように特定保険医療材料は材料価格を10円で割って点数に直すの。調剤料とかの技術料が点数で表されているので、点数にする必要があるというわけ。全部を合計して最後にまた10円をかけて金額に直したうえで一部負担の割合をかけて、患者さんに請求することになるの。」

翔　「やっぱりレセコンが必要だ！」

Key points

- 薬剤服用歴管理指導料には、薬歴を記載すること、残薬の状況を確認すること、後発医薬品に関する情報を提供することなどの算定要件が定められている。
- 薬歴は、最後に記載した日から処方箋や調剤録と同様に3年間保存しなければならない。
- 重複投与があったとき処方医に連絡・確認を行い、処方が変更された場合に薬学管理料に加算できる。
- 自分で服薬管理することが困難な患者や医療機関の求めで持参した薬を整理したりして日々の服薬管理が容易になるよう支援した場合に外来服薬支援料が算定できる。
- 薬剤料は、調剤料を算定する単位ごとに薬価基準で調べた薬価を合計し、合計金額の一の位が5円を超える場合は切り上げ、5円以下の場合は切り捨ててから10円で割って点数に直す。
- 特定保険医療材料は材料価格を10円で割って点数に直す。
- 技術料、薬剤料、特定保険医療材料料を合計して最後にまた10円をかけて金額に直したうえで一部負担の割合をかけて、患者に請求する。

2−14 処方箋への記載、調剤録への記載

田中指導薬剤師　「処方箋を受け取って、処方箋をチェックして、患者さんの情報を収集して、必要なら疑義照会して、薬剤を調整して、監査して、服薬指導して、患者さんに薬を渡して、一部負担金を受け取ったら、調剤は一応終わりになるんだけど、まだやらなきゃいけないことがあるわよね？」

夏実　「調剤した処方箋への記載です。薬剤師は、調剤したときは処方箋に、調剤年月日、調剤した薬局等の名称及び所在地、処方医の同意を得て医薬品を変更して調剤した場合にはその変更の内容及び疑義照会に対する回答の内容を記載しなければなりません。」

田中　「疑義照会の結果，処方箋どおり調剤することになっても，その経緯を記載しておく必要があるわね。そして、処方箋に記名押印又は署名をすればおしまい。ところで、分割調剤をしてまだ処方された薬剤の調剤が残っているときの処方箋の取扱いは覚えている？」

翔　「処方箋に調剤量を記載して、その処方箋は患者さんに返すということです。」

田中　「そうよね。一方、調剤済みになったときは、処方箋に調剤済みの旨を記載して、その処方箋は薬局で保存するの。処方箋の保存期間は何年だった？」

翔　「3年です。」

田中　「次に、行うのは調剤録への記載よ。」

夏実　「調剤録って見たことないのですが、帳簿みたいなものですか？」

111

田中　「そう。調剤録は薬局開設者が薬局に備えることになっていて、そこに薬剤師が処方箋の内容を記載しなければならないの。だけど、処方箋があればとりあえず調剤録を記載する必要はないの。」

翔　「ということは、調剤録に記載しなければならないのは、分割調剤をして、処方箋を患者さんに返した時だけということですね。」

田中　「そうなんだけど、保険調剤の場合は、算定した調剤報酬の内容や患者負担金額も記載しなければならないので、調剤済みの処方箋があってもそうした情報は調剤録への記載が必要になるのよ。ただ、厚生労働省から通知が出ていて、調剤済みとなった処方箋に調剤報酬の内容等を記載すれば、その処方箋で調剤録に替えることができるとされているの。」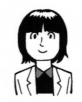

翔　「だから、処方箋の裏に算定した調剤報酬の内容とかを記載しているのですね。」

田中　「そう。だから、調剤済みとなって手元に残った、そのような処方箋ならば、結局調剤録に記載しなくてよいことになるのよね。ちなみに、保険調剤のための調剤録は、保険調剤以外の調剤のための調剤録とは区別しなければいけないことになっているわ。」

夏実　「それから薬歴への記載も必要ですね。以前、薬歴を大量に記載していない薬局があったことがニュースになりました。」

田中　「調剤報酬では、薬歴を記載していないと薬剤服用歴管理指導料は算定できないから、不正請求をしていたということになるわね。」

翔　「調剤録も薬歴も3年間保存する必要がありましたよね。」

田中　「調剤録は帳簿だから、保存期間は最後に記載してから3年間ね。薬歴も最後の記載の日、つまり患者さんが来なくなってから3年間だったわよね。一般的に保険請求の根拠となる書類や資料は、証拠として3年間保存すると覚えておいた方がいいわ。」

Key points

- 薬剤師は、調剤したときは処方箋に、調剤年月日、調剤した薬局等の名称及び所在地、処方医の同意を得て医薬品を変更して調剤した場合にはその変更の内容及び疑義照会に対する回答の内容を記載し、記名押印又は署名しなければならない。
- 調剤済みになったときは、処方箋に調剤済みの旨を記載して、その処方箋は薬局で３年間保存する。
- 調剤した薬剤師は、薬局開設者が用意する調剤録に処方箋の内容を記載しなければならない。ただし、調剤済みになったときは調剤録を記載する必要はない。
- 保険調剤の場合は、算定した調剤報酬の内容や患者負担金額も記載しなければならないので、調剤済みの場合でも調剤録の記載が必要になる。ただし、調剤報酬の内容等を記載した処方箋を調剤録に替えることができる。
- 保険調剤のための調剤録は、保険調剤以外の調剤のための調剤録とは区別しなければならない。
- 一般的に保険請求の根拠となる書類や資料は、証拠として３年間保存する。

2-15 | 在宅医療

翔・夏実　「おはようございます。」

田中指導薬剤師　「おはよう。今日は在宅患者さんを訪問するので、一緒に行きましょう。」

夏実　「はい。将来は、在宅に関わりたいと思っているので、わくわくします。」

田中　「そう。それはよかった。ところで、薬剤師が在宅に関わるってどんなことが期待されていると思う？」

夏実　「えーと、薬局に来られない患者さんに、お薬を届けて、服薬指導をすることですか？」

田中　「在宅の患者さんというのは、ある意味病院に入院している患者さんと同じと考えるとわかりやすいわ。入院している患者さんにも服薬指導に行くけど、薬剤師が勝手に服薬指導をするということはないでしょ。それと同じように、在宅の患者さんについても薬剤師が自分の役目だけを果たせば終わりということはないの。薬剤師だからこそわかる患者さんについての情報というのがあると思うんだけど、そういった情報を他の職種の人に提供したり、他の職種の人からの情報を薬剤師の業務に生かしたり、つまり情報を共有するということが一番大事なことなの。それから、患者さんの生活の様子を見れば、薬局で家族の方から聞いた話だけではわからなかったことが見えてくるでしょ。例えば、薬を正しく飲めていなかった理由とか。」

夏実　「じゃあ、薬剤師としての実力をつけてから在宅にはいくべきなのですね。」

田中　「そういうことね。ところで在宅に関わることでフィーが支

払われることになるので、そのためのルールは覚えておきましょう。まず、在宅で薬剤師が業務を行うのに、介護保険の下で行う場合と、医療保険の下で行う場合があるのは知ってるわね。」

翔　「介護保険の下での業務は、『居宅療養管理指導』とよばれると教わりました。」

田中　「そうね。医療保険の下での業務は、『在宅患者訪問薬剤管理指導』とよばれて、とどちらも内容はほぼ同じものだけれど、介護保険が優先されることになっているの。だから初めに患者さんが介護保険の認定を受けているかどうかの確認を行わなければならないのよ。」

夏実　「でも居宅療養管理指導は、市町村長や特別区長の指定を受けた者でないと行えないと教わりました。在宅患者訪問薬剤管理指導を行う場合はそのような必要はないですよね。」

田中　「その通りなんだけど、薬局は保険薬局の指定を受けた段階で『指定居宅サービス事業者』となったとみなされるので、保険薬局ならどちらも行えるのよ。ただし在宅患者訪問薬剤管理指導を行うには、あらかじめ地方厚生（支）局長にそれを行う旨を届けておかなければならないけど。」

翔　「在宅患者さんのところへ行くきっかけって、例えば、処方箋を持ってきた家族の人からの依頼とかで始まるのですか？」

田中　「その患者さんを診ている医師からの処方箋などによる指示があって、訪問することになるの。訪問するとなると、まず医師の指示に基づいて『薬学的管理指導計画』を策定する必要があるのよ。そして、さっきも言ったけど患者宅を訪問して、服薬指導などで得た情報は医師にフィードバックしなければならないわ。いつ医師からの指示が出るかわからないから、在宅患者訪問薬剤管理指導を行う旨の届け出は出しておかないといけないわよね。」

夏実　「在宅訪問って定期的に患者さんのところに訪問するのですよね。急用などで訪問できないときはどうするのですか？」

田中　「どうしても都合がつかないときは、連携する他の薬局に代わってもらうことができるの。患者さんか家族の了解を取っておく必要はあるけど。」

翔　「在宅患者さんに注射剤が処方されることもありますよね。そのまま投与される注射剤の場合はいいのですが、もし、薬局で調整しなければならないとすると、無菌設備が必要になりますね。無菌設備がない場合は、そのような患者さんは受けられないということになるのですか？」

田中　「無菌設備を持っている他の薬局に調整をお願いしたり、その薬局の無菌設備を利用することが認められているのよ。」

夏実　「ケアマネージャーにも興味があるのですが。」

田中　「ケアマネージャーは介護保険では『介護支援専門員』とよばれるのだけど、介護に直接かかわるわけではなくて、要介護者等からの相談に応じてケアプランを作成し、適切な介護サービスを利用できるように手配をしていくことを業務にしているのね。」

夏実　「ケアマネージャーになるにはどうしたらいいのですか？」

田中　「ケアマネージャーになるには、都道府県知事が行う介護支援専門員実務研修受講試験に合格してから、都道府県知事が行う介護支援専門員実務研修を受けて、その課程を修了してから都道府県知事の登録を受けるという手順を踏まなければならないの。」

夏実　「ケアマネージャーになるための資格試験があるわけではないのですね。」

田中　「そう。実務研修を受ける資格を得るための試験があるだけ。ただし、この試験の受験資格を得るためには一定の実務経験が必要とされていて、薬剤師の場合は、薬剤師として従事した期間が合計5年以上とされているわ。」

夏実　「薬剤師の免許を取っただけじゃだめだということですね。」

Key points

- 薬剤師だからこそわかる患者についての情報を他の職種の人に提供したり、他の職種の人からの情報を薬剤師の業務に生かしたり、つまり情報を共有するということが、在宅医療では一番大事。
- 薬剤師の在宅での業務は、介護保険の下で行う場合と、医療保険の下で行う場合があるが、費用の請求は介護保険が優先される。そのため、初めに患者さんが介護保険の認定を受けているかどうかの確認を行わなければならない。
- 介護保険の下での業務は、「居宅療養管理指導」、医療保険の下での業務は、「在宅患者訪問薬剤管理指導」とよばれるが、業務の内容はほぼ同じ。
- 居宅療養管理指導は、市町村長等の指定を受けた指定居宅サービス事業者でないと行えない。ただし、薬局は保険薬局の指定を受けた段階で指定居宅サービス事業者となったとみなされる。
- 在宅患者訪問薬剤管理指導を行うには、あらかじめ地方厚生（支）局長にそれを行う旨を届けておかなければならない。
- 薬局の薬剤師は、患者を訪問するに先立って、医師の指示に基づいて「薬学的管理指導計画」を策定する必要がある。
- 定期的な在宅訪問が、どうしても都合がつかないときは、連携する他の薬局に代わってもらうことができる。
- 無菌設備を持たない薬局は、無菌設備を持っている他の薬局に調整を依頼したり、その薬局の無菌設備を利用することが認められている。
- ケアマネージャーの業務は、要介護者等からの相談に応じてケアプランを作成し、適切な介護サービスを利用できるように手配することである。
- ケアマネージャーになるには、都道府県知事が行う介護支援専門員実務研修受講試験に合格してから、都道府県知事が行う介護支援専門員実務研修を受け、その課程を修了してから都道府県知事の登録を受ける必要がある。
- 介護支援専門員実務研修受講試験の受験資格を得るためには一定の実務経験が必要とされていて、薬剤師の場合は、薬剤師として従事した期間が合計5年以上とされている。

第3章　薬局実習その2

3-1　医薬品の定義、医薬品販売業
3-2　医薬品の区分
3-3　要指導医薬品・一般用医薬品を販売する、登録販売者
3-4　一般用医薬品等を販売するにあたって留意すべき事項
3-5　薬局製造販売医薬品、薬局医薬品

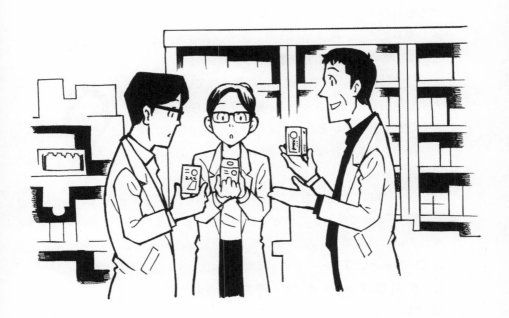

3-1 | 医薬品の定義、医薬品の販売業

田中指導薬剤師　「今日はOTC医薬品の取扱いを学んでもらおうと思うんだけど、うちはそれほど多くのOTC医薬品は置いてないでしょ。それで駅前のドラッグストアにお願いしてあるので、そちらに伺いましょう。」

田中　「こちらは、このお店の管理薬剤師の林先生です。林先生、よろしくお願いします。」

翔・夏実　「こんにちは。よろしくお願いします。」

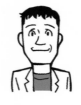

林管理薬剤師　「こんにちは。うちでは、医薬品だけでなく医薬部外品や化粧品、健康食品、それに雑貨なども取り扱うので、まず医薬品とは何かをしっかり理解してください。医薬品は医薬品医療機器等法で定義されていますが、覚えていますか？」

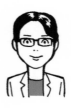

夏実　「えーと、日本薬局方に収載されているもの、人または動物の疾病の治療や診断や予防に使用することを目的とされているもの、それと人または動物の構造や機能に影響を及ぼすことを目的とされているものです。」

翔　「機械器具等でないものっていうのも付いていたと思います。」

林　「そうですね。この定義に該当すると医薬品として扱いますよっていうことですよね。そのうえで注意が必要なのは、『目的とされている』というところです。実際にそのような効果や働きがあるかどうかは問題ではありません。その辺に転がっている石でも、これは「癌に効きます」と言えば、その石は医薬品として扱われるというこ

とです。」

夏実　「医薬品として扱われるということは、必要な許可を得ないで製造したり販売したりすると法律違反になって、罰せられることもあるということですね。」

林　「だから、健康食品には「〇〇に効きます」と表示しているものはないですよね。もし、お店でそういう広告をすれば、無許可の医薬品を販売したということになってしまいます。」

翔　「時々そんなPOPを見かけますけど、本当は法律違反なんですね。」

林　「また法律では、薬局開設者又は医薬品の販売業の許可を受けた者でなければ、業として医薬品を販売又は授与してはならないと定めています。」

夏実　「あっそうだ。薬局は医薬品の販売業の許可を得なくても医薬品を販売できるのでした。」

翔　「『業として』とは、どういう意味ですか？」

林　「『業として』というのは不特定多数の人に反復継続して行う行為と説明されています。」

夏実　「販売だけじゃなくて授与だけでも許可がいるのですね。」

林　「『業として』にあたれば必要です。」

翔　「お金をもらうかどうかは関係ないということですね。」

夏実　「そういえば、通りで化粧品のサンプルをもらうことはあるけど、医薬品のサンプルを配っているのは見たことないですね。」

林　「それで、医薬品の販売業には店舗販売業、配置販売業、卸売販売業の３種類があります。うちのようなドラッグストアは店舗販売業になります。」

翔　「配置販売業って、どういうものなのですか？」

林　「配置販売とは配置員とよばれる人が個人宅を訪問して医薬品を置いていき、後日再訪問して使った分だけ代金を回収する販売方

法です。」

翔　「使った分だけ払えばよいというのは便利ですね？」

夏実　「卸売販売業というのは薬局に薬を届けに来る卸さんのことですね？」

林　「そうです。それで販売業の許可ですけど、店舗販売業の場合は店舗ごとに店舗が保健所を設置できる市にある場合は市長から、特別区（東京23区）にある場合は区長から、それ以外の場合は都道府県知事から許可を受けます。」

翔　「薬局開設の許可と同じですね。」

林　「そうです。それから、配置販売業の場合は配置しようとする区域ごとに、その区域の知事から許可を受けます。また、卸売販売業の場合は営業所ごとに営業所の所在地の知事から許可を受けます。」

夏実　「許可の有効期間は、やはり6年ですか？」

林　「そうです。更新を受けなければ失効してしまいます。それから、それぞれ管理者が必要です。」

翔　「店舗のない配置販売業でも管理者が必要なのですか？」

林　「ええ。配置販売を行う都道府県ごとに管理者を置かなければいけません。区域管理者とよばれています。」

夏実　「管理者は薬剤師でなければならないのですか？」

林　「もちろん薬剤師なら管理者になれますし、卸売販売業では営業所管理者というのですが、原則薬剤師でなければなりません。店舗販売業の店舗管理者や配置販売業の区域管理者は第1類医薬品を取り扱っている場合は薬剤師でなければなりませんが、第1類医薬品を取扱っていない場合は2年以上の経験のある登録販売者でもよいとされています。」

翔　「この間ドラッグストアに行ったら、『現在薬剤師が不在なので、第一類医薬品を売れません』って掲示してありました。」

林　「第一類医薬品を取り扱っていても薬剤師を管理者にできな

いときに、第一類医薬品を取扱っているお店で３年以上勤務した経験のある登録販売者を管理者とすることが認められています。この場合は、管理者を補佐する者として薬剤師を置かなければならないことになっています。」

夏実　「管理者はどんなことをやらなければならないのですか？」

林　「薬局の管理薬剤師と基本的には同じです。つまり、すべての従業員を管理すること、保健衛生上支障を生ずるおそれがないように販売業者に必要な意見を述べること、店舗、区域、営業所の管理に関する事項を販売業者が用意した帳簿に記録することなどがあります。販売業者はこの帳簿を最終の記録の日から３年間保存することになっています。」

Key points

- 医薬品医療機器等法では、医薬品を、日本薬局方に収載されているもの、人または動物の疾病の治療や診断や予防に使用することを目的とされているもの、それと人または動物の構造や機能に影響を及ぼすことを目的とされているものであって機械器具等でないものと定義している。
- この定義では、目的とされていれば、実際にそのような効果や働きがなくても医薬品に該当する。
- 医薬品の定義に該当すれば、必要な許可を得ないで製造したり販売したりすると法律違反になり、罰せられることもある。
- 薬局開設者又は医薬品の販売業の許可を受けた者でなければ、業として医薬品を販売又は授与できない。販売だけでなく授与だけでも許可がいる。
- 「業として」とは、不特定多数の人に反復継続して行う行為と説明されている。
- 医薬品の販売業には店舗販売業、配置販売業、卸売販売業の３種類がある。
- 配置販売とは配置員が個人宅を訪問して医薬品を置いていき、後日再訪問して使った分だけ代金を回収する販売方法をいう。

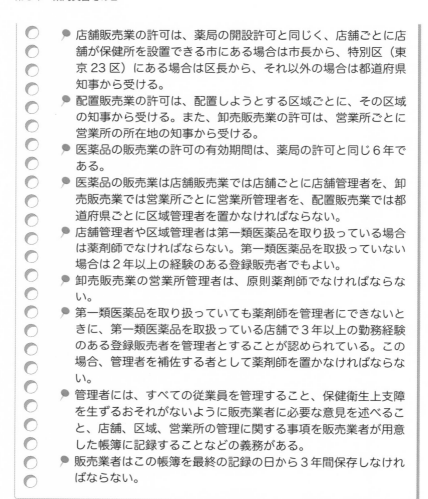

- 店舗販売業の許可は、薬局の開設許可と同じく、店舗ごとに店舗が保健所を設置できる市にある場合は市長から、特別区（東京23区）にある場合は区長から、それ以外の場合は都道府県知事から受ける。
- 配置販売業の許可は、配置しようとする区域ごとに、その区域の知事から受ける。また、卸売販売業の許可は、営業所ごとに営業所の所在地の知事から受ける。
- 医薬品の販売業の許可の有効期間は、薬局の許可と同じ6年である。
- 医薬品の販売業は店舗販売業では店舗ごとに店舗管理者を、卸売販売業では営業所ごとに営業所管理者を、配置販売業では都道府県ごとに区域管理者を置かなければならない。
- 店舗管理者や区域管理者は第一類医薬品を取り扱っている場合は薬剤師でなければならない。第一類医薬品を取扱っていない場合は2年以上の経験のある登録販売者でもよい。
- 卸売販売業の営業所管理者は、原則薬剤師でなければならない。
- 第一類医薬品を取り扱っていても薬剤師を管理者にできないときに、第一類医薬品を取扱っている店舗で3年以上の勤務経験のある登録販売者を管理者とすることが認められている。この場合、管理者を補佐する者として薬剤師を置かなければならない。
- 管理者には、すべての従業員を管理すること、保健衛生上支障を生ずるおそれがないように販売業者に必要な意見を述べること、店舗、区域、営業所の管理に関する事項を販売業者が用意した帳簿に記録することなどの義務がある。
- 販売業者はこの帳簿を最終の記録の日から3年間保存しなければならない。

3－2 ｜ 医薬品の区分

林管理薬剤師　「医薬品医療機器等法では、医薬品を取扱いの違いで区分しています。」

翔　「医療用医薬品と一般用医薬品というような区分のことですね。」

林　「それもそうなのですが、まず特定販売が認められているかどうかで分けるとわかりやすいかもしれません。」

翔　「特定販売？」

林　「インターネット販売のことを法律ではそう呼んでいます。それで、その特定販売が認められていないものが、医療用医薬品と要指導医薬品です。それ以外の医薬品は特定販売が認められています。」

翔　「特定販売が認められているかどうかで分けると、なぜわかりやすいのですか？」

林　「特定販売が認められていない医療用医薬品や要指導医薬品は、薬剤師が、薬局内や店舗内で、対面で、書面を用いて、情報提供や必要な薬学的知見に基づく指導を行わなければならないものですし、そのような情報提供や指導を拒否した者には販売できませ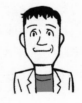ん。また、原則としてそれらの医薬品を使用しようとする者以外には販売できませんし、適正な使用のために必要と認められる数量しか販売できません。つまり、備蓄したいというお客さんには販売できないのです。」

翔　「使用する本人以外に販売できないとか、必要な量しか販売できないというのは、医療用医薬品の場合は、処方箋に基づいて販売

するのでよくわかりますけど、要指導医薬品の場合は、一般用医薬品のように販売してしまいそうですね。」

林　「逆に言うと、特定販売では、こういった規定を満たすことはできないということです。」

夏実　「欧米では、医療用医薬品もインターネットで入手できると聞きましたけど、日本では今後も認めないということなのですね。」

林　「厚生労働省はそう考えているということでしょう。それを認めるには、少なくとも法律を改正しなければなりませんから。」

翔　「どういった医薬品が要指導医薬品になるのですか？」

林　「厚生労働大臣が指定するのですが、医療用医薬品に用いられている成分を初めて一般用医薬品に使用したスイッチOTC、医療用医薬品としても使用経験のない成分をいきなり一般用医薬品に用いたダイレクトOTCは、発売されてから一定期間は要指導医薬品に指定されます。それ以外でも、毒薬や劇薬にあたるものも要指導医薬品です。」

夏実　「一定期間要指導医薬品に指定されるということは、いずれは要指導医薬品ではなくなるということですか？」

林　「そうです。一般用医薬品に区分が変更されて、特定販売ができるようになります。」

夏実　「うーん。ちょっと混乱してきました。」

林　「うちのような店舗販売業では、一般用医薬品だけでなく要指導医薬品も販売できます。」

翔　「一般用医薬品は、第一類医薬品から第三類医薬品に区分されていました。」

林　「そうですね。その区分は医薬品のリスクに応じて分類されるのですが、一般用医薬品は普通たくさんの成分を含んでいるので、

医薬品ごとに区分するのは大変です。そこで、一般用医薬品に含まれる成分を第一類から第三類に区分して、第一類の成分を含んでいる医薬品は第一類医薬品、第一類の成分を含んでいなくて第二類の成分を含んでいれば第二類医薬品、それ以外を第三類医薬品としているのですね。それから、第二類医薬品のうち安全性の観点から特別の注意を要するものは指定第二類医薬品として厚生労働大臣により指定されています。」

翔　「この区分は変更されることがあるのですか？」

林　「ええ、随時変更が可能です。第一類医薬品は薬剤師でないと販売できないのですが、これが第二類医薬品に変更されると登録販売者でも販売できるようになります。」

夏実　「えーと、第一類医品は薬剤師でなければ販売できないけど、第2類医薬品、第三類医薬品は登録販売者でも販売できるのでしたよね。薬剤師が店舗にいれば、登録販売者が第一類薬品を販売してもかまわないのですよね。」

林　「いいえ。要指導医薬品や第一類薬品については、登録販売者は販売することができないのです。このような医薬品の販売に関しては、登録販売者が行う事ができるのは薬剤師が必ずしも行う必要がない業務だけです。同様に一般従事者は医薬品の販売に関して、薬剤師や登録販売者が必ずしも行う必要がない業務しか行うことができないのです。」

翔　「ドラッグストアでバイトしている友達が、薬を売っているといってたけど、それは違法なんだ。」

夏実　「配置販売業では、薬剤師であれば、要指導医薬品や第1類薬品を配置することはできるのですか？」

林　「いいえ。配置販売業で配置販売できる医薬品は限られていて、一般用医薬品のうち経年変化の起こりにくいものなど厚生労働大

臣の定める基準に適合した品目だけです。薬剤師であってもそういう品目しか配置販売できないのです」

夏実　「そうですよね。要指導医薬品は備蓄の目的で販売できないとしているのに、配置出来たら変ですものね。」

Key points

- 医療用医薬品と要指導医薬品は特定販売できない。
- 特定販売が認められていない医薬品は、薬剤師が薬局内や店舗内で対面で、書面を用いて情報提供や必要な薬学的知見に基づく指導を行なわなければならず、そのような情報提供や指導を拒否した者には販売できない。
- 特定販売が認められていない医薬品は、原則としてそれらの医薬品を使用しようとする者以外には販売できない。また、適正な使用のために必要と認められる数量しか販売できないので、備蓄の目的の客には販売できない。
- 医療用医薬品に用いられている成分を初めて一般用医薬品に使用したものをスイッチOTC、医療用医薬品としても使用経験のない成分をいきなり一般用医薬品に用いたものをダイレクトOTCという。
- 要指導医薬品は厚生労働大臣が指定する。発売されてから一定期間が経過していないスイッチOTC、ダイレクトOTC及び毒薬や劇薬にあたるものが要指導医薬品に該当する。
- 要指導医薬品は、一定期間経過後は、原則として一般用医薬品に区分が変更される。
- 店舗販売業では、一般用医薬品だけでなく要指導医薬品も販売できる。
- 一般用医薬品は、リスクに応じて第一類医薬品から第三類医薬品に区分されている。
- 第一類の成分を含んでいる医薬品を第一類医薬品、第一類の成分を含んでいなくて第二類の成分を含んでいれば第二類医薬品、それ以外を第三類医薬品としている。
- 第二類医薬品のうち安全性の観点から特別の注意を要するものは指定第二類医薬品として厚生労働大臣により指定されている。

医薬品の区分は、随時変更が可能である。
- 第一類医薬品は薬剤師でないと販売できないが、第二類医薬品、第三類医薬品は登録販売者でも販売できる。
- 要指導医薬品や第一類薬品に関しては、登録販売者は、薬剤師が必ずしも行う必要がない業務しか行うことはできない。一般従事者は医薬品の販売に関しては、薬剤師や登録販売者が必ずしも行う必要がない業務しか行うことができない。
- 配置販売業では、要指導医薬品は配置販売できない。また、一般用医薬品のうち経年変化の起こりにくいものなど厚生労働大臣の定める基準に適合した品目しか配置販売することができない。

3-3　要指導医薬品・一般用医薬品を販売する、登録販売者

林管理薬剤師　「それでは、お店の中を見てもらいましょう。」

翔　「カウンターの後ろに陳列してある薬があります。」

林　「これらは、要指導医薬品と第一類医薬品です。これらの医薬品は、陳列しているところから1.2メートルの範囲内にお客さんが侵入できないような措置をとらなければいけないことになっています。これの意味は、直接お客さんが手を触れることができないところに陳列するということです。だから、鍵のかかったショーケースに入れるならばそれでも良いことになっています。どちらの医薬品も薬剤師でなければ販売できない医薬品ですから、薬剤師がいないときは、陳列する場所を閉鎖しなければなりません。」

夏実　「カウンターの外に陳列してあるのは、第二類医薬品か第三類医薬品ということですね。」

林　「そうです。ただし、第二類医薬品と第三類医薬品を混在させてはいけないとされています。もちろん要指導医薬品と第一類医薬品も混在させてはいけません。ただし、指定第二類医薬品は、情報提供を行う場所から7メートル以内に陳列することが求められています。」

翔　「一般用医薬品はOTC医薬品とよばれることもあって、OTCとはOver the Counterつまりカウンター越しに販売する医薬品って教わったのですが、カウンターの中に置かなくてもいいのですね。」

林　「確かにOTCの意味をそう説明しているのをよく見かけますけど、OTCというのは少なくともアメリカでは店頭販売という意

味です。つまり、処方箋がなくても、店頭で販売できる薬という意味です。」

翔　「ああ、そういうことだったのですね。」

林　「それではちょっと薬を手に取ってみてください。外箱にいろいろなことが表示されていますよね。」

夏実　「一番目立つのは、販売名で、あと効能と、会社名と、内容量とかが書いてあります。」

林　「法律では直接の容器等に、製造販売業者の名称や住所、医薬品の名称、製造番号、内容量などを記載しなければならないとされています。」

夏実　「『直接の容器等』というのはどの部分をいうのですか？」

林　「例えば錠剤などが瓶に入っている場合はその瓶が直接の容器です。PTP包装されている場合やヒートシールに入っている場合は、それらは内袋とよばれていてそれらを収めた外箱が直接の容器になります。ただし、直接の容器が外箱に収められていて直接の容器が外から見えない場合は、同じ内容を外箱にも記載しなければならないことになっています。」

翔　「効能・効果や用法・用量は直接の容器に記載しなくてもよいのですか？」

林　「記載してもかまいませんが、義務ではありません。用法・用量や使用上の注意は、外箱でなくて添付文書に記載するのでもよいことになっています。効能・効果については記載しなければならないという規定はありません。それから、要指導医薬品とか第１類医薬品とかの記載が見えると思いますが、これも記載が義務付けられています。」

夏実　「第２類医薬品の２が枠で囲ってあるのがあります。」

林　「それが、指定第二類医薬品を表しています。あと、第１類とか第２類の１とか２の数字がアラビア数字になっていることに注意

してください。」

翔　「さっき、指定第二類薬品については情報提供を行う場所から7メートル以内に陳列するということでしたが、指定第三類医薬品についても情報提供を行うことが義務付けられているのですか？」

林　「一般用医薬品についての情報提供ですが、第一類医薬品については、薬剤師が書面を用いて必要な情報を提供しなければなりません。ただしお客さんから説明はいらないと言われ、情報提供をしなくても適正に使用できると薬剤師が判断した場合は情報提供しなくてもよいとされています。第二類医薬品については、情報提供は努力義務になっていて、第三類医薬品については特に規定されていません。」

翔　「指定第二類医薬品は第二類医薬品に含まれるから情報提供は義務付けられていないということになりますね。」

林　「そうです。だから、指定第二類医薬品については、禁忌を確認してください、購入する前に薬剤師又は登録販売者に相談することをお勧めしますということがお客さんに確実に伝わるようにすることとされています。それから、情報提供が義務付けられていない第二類医薬品や第3類医薬品でもお客さんから相談があったときは情報提供しなければならないとされています。まあ当り前のことですけどね。」

夏実　「第二類医薬品や第三類医薬品の場合は情報提供は登録販売者が行ってもかまわないのですよね。」

翔　「こちらのお店にも登録販売者の方がおられるのですか？」

林　「ええ。2人の方に手伝ってもらっています。同じように白衣を着ているけど、名札で薬剤師と区別がつくようにしているからすぐに誰が登録販売者かわかると思います。」

夏実　「どうして、登録販売者というのですか？」

林　「都道府県知事が行う試験に合格して、都道府県にある名簿に登録されると仕事ができるようになるからです。この登録のことを

販売従事登録といいます。」

翔 「登録販売者試験の受験資格はどうなっているのですか？」

林 「受験資格は特になくて、誰でも受験することができます。そのかわり試験に合格しても２年間の実務経験がないと登録販売者として独り立ちができません。」

夏実 「都道府県知事が試験を行うということは、どの都道府県の試験を受けてもよいということですか？」

林 「基本は働く場所のある都道府県でということですが、特に制限はありません。だから１年で何回も受けることができるし、働く場所が変わっても試験を受けなおす必要はありません。」

翔 「受験資格がないなら、僕も受けてみようかな。登録販売者になれば、ドラッグストアでバイトしても薬を売れるし、バイト料もたくさんもらえるような気がするし。」

Key points

- 要指導医薬品と第一類医薬品は、陳列しているところから 1.2 メートルの範囲内に客が侵入できないような措置をとらなければならない。
- 薬剤師がいないときは、要指導医薬品と第一類医薬品を陳列する場所を閉鎖しなければならない。
- 要指導医薬品と一般用医薬品、第一類医薬品と第二類医薬品と第三類医薬品を混在させて陳列してはならない。
- 指定第二類医薬品は、情報提供を行う場所から７メートル以内に陳列しなければならない。
- 医薬品の直接の容器等には、製造販売業者の名称や住所、医薬品の名称、製造番号、内容量などを記載しなければならない。PTP やヒートシールは、内袋とよばれる。
- 直接の容器が外から見えない場合は、直接の容器に記載する内容を外箱にも記載しなければならない。
- 用法・用量や使用上の注意は、直接の容器等ではなく添付文書

に記載するのでもよい。

- 要指導医薬品の直接の容器等には「要指導医薬品」と記載しなければならない。
- 一般用医薬品の直接の容器等には、第一類医薬品、第二類医薬品、第三類医薬品の区別を記載しなければならない。この場合の数字はアラビア数字で記載する。
- 指定第二類医薬品は、第2類医薬品の表示の2を枠で囲む。
- 第一類医薬品については、薬剤師が書面を用いて必要な情報を提供しなければならない。ただし客から説明はいらないと言われ、情報提供をしなくても適正に使用できると薬剤師が判断した場合は情報提供しなくてもよい。
- 第二類医薬品については、情報提供は努力義務になっていて、第三類医薬品については特に規定されていない。
- 指定第二類医薬品については、禁忌を確認すること、購入前に薬剤師又は登録販売者に相談することを勧めるということが客に確実に伝わるようにすることとされている。
- 情報提供が義務付けられていない第二類医薬品や第三類医薬品でも客から相談があったときは情報提供しなければならない。
- 第二類医薬品や第三類医薬品の場合は情報提供は登録販売者が行ってもかまわない。
- 登録販売者は、名札等で薬剤師と区別がつくようにしなければならない。
- 登録販売者になるには、都道府県知事が行う試験に合格して、都道府県にある名簿に登録されなければならない。この登録のことを販売従事登録という。
- 登録販売者試験の受験資格は特になく、誰でも受験できる。ただし、試験に合格しても2年間の実務経験がないと登録販売者として独り立ちができない。
- 登録販売者試験は、どこの都道府県でも年に何回でも受験することができる。勤務場所が変わっても試験を受けなおす必要はない。

3-4 一般用医薬品等を販売するにあたって留意すべき事項

夏実　「今まで説明していただいたこと以外に、医薬品を販売するときに注意すべきことがありますか？」

林管理薬剤師　「濫用等のおそれのある医薬品というのが厚生労働大臣により指定されていて、これらの医薬品を販売するときには、購入しようとするお客さんが、濫用等の恐れのある医薬品を他の薬局や医薬品販売業者から入手していないか、必要以上の量を購入しようとする場合はその理由、適正な使用を目的として購入しようとしていることの確認をしなければなりません。それから購入者が高校生や中学生などの若年者である場合は、氏名と年齢を確認しなければなりません。」

翔　「一般用医薬品の中に、濫用の恐れがあるような医薬品があるのですか？」

林　「咳止めなどの目的でコデインやジヒドロコデインを含む医薬品はなじみがあると思います。コデインやジヒドロコデインは麻薬にあたりますが、濃度が1％以下になれば家庭麻薬と呼ばれて、一般用医薬品に使用できるのです。」

夏実　「濫用等の『等』って何を指しているんですか？」

林　「エフェドリンやメチルエフェドリン、プソイドエフェドリンが指定されているのですが、これは、濫用のおそれというのではなく覚醒剤原料なので指定されています。もちろん覚醒剤原料にあたれば、一般の人に販売することはできないのですが、こちらも濃度が10％以下になると覚醒剤原料からは外れるので、一般用医薬品に使用できるのです。やはり咳止めなどの目的で使用されています。」

夏実　「これらの医薬品も若年者が購入しようとするときは、氏名や年齢を確認するのですね。」

林　「はい。それから、こちらもあまり一般用医薬品等には使われていないのですが、毒薬・劇薬の取扱いも覚えておいてください。」

翔　「毒性の強いものが毒薬、劇性の強いものが劇薬と医薬品医療機器等法で定義されていると教わったのですが、何のことかよくわかりません。」

林　「まあ、実務的には表示で区別すればいいでしょう。毒薬や劇薬の表示については覚えていますか？」

夏実　「毒薬は直接の容器等に黒地に白枠、白字で品名と「毒」の文字を記載して、劇薬も同じように白地に赤枠、赤字で「劇」の文字を記載する、だったと思います。」

林　「その通りです。販売するときは、その品名と数量、使用の目的、販売が行われた年月日、販売を行った相手の氏名、住所、および職業が書かれ、記名押印または署名された文書を販売した相手から受け取らなければなりません。この文書は販売してから2年間保管します。ただし、14歳未満の子供や安全に取り扱うことができなそうな人には販売できません。」

翔　「中学生の子が親の使いで、文書を持ってきたとしても販売できないということですね。」

林　「そうです。それから、毒薬や劇薬を箱から出してその一部だけ分割して販売することができるのは、薬剤師が常駐しているところだけとなっています。ですから、店舗販売業者でも店舗管理者が薬剤師でないお店は、普通の医薬品の分割販売はできるのですが、毒薬や劇薬は分割販売できません。ちなみに、配置販売業者は毒薬や劇薬を含めすべての医薬品を分割販売することができません。」

夏実　「調剤した薬剤が毒薬や劇薬だった場合も、文書を受け取らなければならないのですか？　14歳未満の子供や安全に取り扱うこと

ができなそうな人には渡してはならないのですか？」

田中指導薬剤師　「それは私から説明するわ。調剤した薬剤は医薬品医療機器等法の医薬品には当たらないので、調剤した薬剤が毒薬や劇薬だった場合も文書を受け取らなければならないとか 14 歳未満の者には販売できないとかいった毒薬や劇薬の規定は適用されないの。だから薬袋にも『毒』とか『劇』とかの表示をする必要はないのよ。」

翔　「こちらのお店では、インターネットでの販売はやっているのですか？」

林　「いいえ、インターネット販売、つまり特定販売は実際の店舗があって、そのお店で扱っている商品しか販売できないから、うちのように街中にあるお店では、インターネット販売を行う意味があまりないと思っています。もし始めようと思えば、あらかじめ販売業の許可を受けた所に届け出る必要があります。」

翔　「実際にお店があるかどうかとか、お店で扱っている商品であるかとか、どうやってわかるのですか？」

林　「特定販売の広告にインターネットを利用する場合はホームページに、それ以外の場合は広告に、お店の外観の写真と陳列の状況を示す写真を載せなければならないことになっています。」

翔　「……。」

Key points

- 濫用等のおそれのある医薬品を販売するときには、購入者が濫用等の恐れのある医薬品を他の薬局等から入手していないか、必要以上の量を購入しようとする場合はその理由、適正な使用を目的として購入しようとしていることの確認をしなければならない。
- 濫用等のおそれのある医薬品の購入者が若年者である場合は、

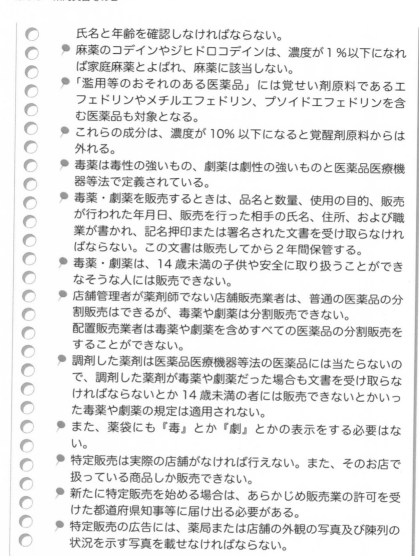

氏名と年齢を確認しなければならない。

🔖 麻薬のコデインやジヒドロコデインは、濃度が1％以下になれば家庭麻薬とよばれ、麻薬に該当しない。

🔖 「濫用等のおそれのある医薬品」には覚せい剤原料であるエフェドリンやメチルエフェドリン、プソイドエフェドリンを含む医薬品も対象となる。

🔖 これらの成分は、濃度が10％以下になると覚醒剤原料からは外れる。

🔖 毒薬は毒性の強いもの、劇薬は劇性の強いものと医薬品医療機器等法で定義されている。

🔖 毒薬・劇薬を販売するときは、品名と数量、使用の目的、販売が行われた年月日、販売を行った相手の氏名、住所、および職業が書かれ、記名押印または署名された文書を受け取らなければならない。この文書は販売してから2年間保管する。

🔖 毒薬・劇薬は、14歳未満の子供や安全に取り扱うことができなそうな人には販売できない。

🔖 店舗管理者が薬剤師でない店舗販売業者は、普通の医薬品の分割販売はできるが、毒薬や劇薬は分割販売できない。
配置販売業者は毒薬や劇薬を含めすべての医薬品の分割販売をすることができない。

🔖 調剤した薬剤は医薬品医療機器等法の医薬品には当たらないので、調剤した薬剤が毒薬や劇薬だった場合も文書を受け取らなければならないとか14歳未満の者には販売できないとかいった毒薬や劇薬の規定は適用されない。

🔖 また、薬袋にも『毒』とか『劇』とかの表示をする必要はない。

🔖 特定販売は実際の店舗がなければ行えない。また、そのお店で扱っている商品しか販売できない。

🔖 新たに特定販売を始める場合は、あらかじめ販売業の許可を受けた都道府県知事等に届け出る必要がある。

🔖 特定販売の広告には、薬局または店舗の外観の写真及び陳列の状況を示す写真を載せなければならない。

3-5 | 薬局製造販売医薬品、薬局医薬品

田中指導薬剤師「昨日はご苦労様。一般用医薬品とかのお話を伺ったわけだけど、どんな感想を持った？」

翔「薬剤師は、調剤だけじゃなくて、一般用医薬品とかの販売にももっと力を入れなければならないと感じました。」

夏実「でも、もともと勝手に選んで買っていくって考えているお客さんに、ちゃんと話を聞いてもらうのは難しそうですね。」

田中「自分自身の健康に責任を持って、軽度な体の不調は自分で手当てするっていうセルフメディケーションの重要性がわかってもらえれば、もっと薬剤師を頼りにするようになるんじゃないかしらね。ところで、薬局でしか販売できないセルフメディケーション用の医薬品があるのを知ってるかしら？」

翔「薬局製剤のことですか？」

田中「そう。法律では薬局製造販売医薬品というんだけど。市販の一般用医薬品では物足りないと考える薬局では、その薬局の設備を用いてこれを製造して販売しているところもあるの。製造するといっても自由に作れるというわけではなくて厚生労働大臣が指定する有効成分のみしか使えないけど。だけど、そうやって製造した薬局製造販売医薬品は、自身の薬局でしか販売できないのよ。」

夏実「他の薬局で製造した薬局製造販売医薬品を販売することはできないということですね。」

田中「そう。でも毒薬・劇薬に該当するものを除けばインターネットでの販売は認められているわ。」

第1章　第2章　第3章　第4章　第5章　第6章

139

翔　　「薬局の許可があれば、薬局製造販売医薬品を扱うことができるのですか？」

田中　「いいえ。薬局製造販売医薬品を扱うためには医薬品製造販売業の許可、医薬品製造業の許可を薬局ごとに取得する必要があるのね。だから、薬局製造販売医薬品を扱う薬局では、試験検査設備を備えていなければならないの。ただ、自身の薬局でしか売らないので許可の要件が緩和されているわ。例えば、製造業の許可は必要だけど、製造するのに GMP は適用されないとか。」

夏実　「普通の薬局では、許可を受けるのに試験検査設備はなくてもよかったですよね。」

田中　「製薬企業が必要とする通常の製造業の許可や製造販売業の許可の場合は、有効期間は5年なんだけど、薬局製造販売医薬品については、有効期間は、6年とされているの。薬局開設の許可の有効期間と合わせてあるのね。」

翔　　「薬局製造販売医薬品は薬局でならば登録販売者でも販売できるのですか？」

田中　「いいえ、薬剤師でなければ販売できないわ。逆に、薬剤師がいても店舗販売業では薬局製造販売医薬品を販売することはできないの。」

夏実　「薬局製造販売医薬品は、薬局でしか製造できないし、その薬局でしか販売できないのだから、店舗販売業で扱えないのは当たり前のような気がします。」

田中　「あは、そういえばそうね。ところで、薬局製造販売医薬品のように、薬局で、薬剤師しか販売できない医薬品のことを薬局医薬品というの。薬局医薬品に含まれるのは、薬局製造販売医薬品のほかに医療用医薬品があるわ。医療用医薬品はさらに、処方箋医薬品とそれ以外の医療用医薬品に分けられているの。」

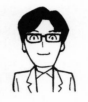

　　翔　「処方箋医薬品以外の医療用医薬品は、処方
箋がなくても薬剤師の判断で販売できるということで
すね。」

　田中　「厚生労働省は、処方箋医薬品以外の医療用
医薬品も処方箋により販売するように指導している
わ。」

　　翔　「えっ、それじゃあ何のために処方箋医薬品を設けたのかわ
かりませんね。」

Key points

- ● セルフメディケーションとは、自分自身の健康に責任を持って、軽度な体の不調は自分で手当てすることをいう。
- ● 薬局が、その薬局の設備を用いて製造して販売する医薬品のことを薬局製造販売医薬品という。
- ● 薬局製造販売医薬品は、自身の薬局でしか販売できない。
- ● 薬局製造販売医薬品には、厚生労働大臣が指定する有効成分のみしか使えない。
- ● 薬局製造販売医薬品は、毒薬・劇薬に該当するものを除けばインターネットでの販売が認められている。
- ● 薬局製造販売医薬品を扱うためには医薬品製造販売業の許可、医薬品製造業の許可を薬局ごとに取得する必要がある。
- ● 薬局製造販売医薬品を扱う薬局では、試験検査設備を備えていなければならない。
- ● 薬局製造販売医薬品については、許可の要件が緩和されていて、例えば、製造業の許可は必要だが、製造するのにGMPは適用されない。
- ● 通常の製造業の許可や製造販売業の許可の場合の有効期間は5年だが、薬局製造販売医薬品については、有効期間は6年とされている。
- ● 薬局製造販売医薬品は、薬剤師でなければ販売できない。薬剤師がいても店舗販売業では薬局製造販売医薬品を販売することはできない。

- 🔖 薬局で、薬剤師しか販売できない医薬品のことを薬局医薬品という。
- 🔖 薬局医薬品に含まれるのは、薬局製造販売医薬品と医療用医薬品で、医療用医薬品はさらに、処方箋医薬品とそれ以外の医療用医薬品に分けられている。
- 🔖 処方箋医薬品以外の医療用医薬品は法律上処方箋がなくても販売できるが、厚生労働省は、処方箋医薬品以外の医療用医薬品についても処方箋により販売するように指導している。

第4章　薬局実習が終わって

4－1　患者のための薬局ビジョン

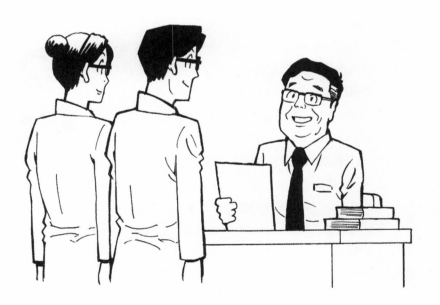

4-1 ｜ 患者のための薬局ビジョン

翔・夏実　「先生、薬局実習が終わった
ので報告に来ました。」

白神先生　「ああ、ご苦労様でした。実
習はどうでした？」

夏実　「11週間って、はじめは長い
なあと思っていたのですけど、終わってみるとあっという間でした。
患者さんとお話ししているときが一番楽しかったです。ちょっと緊張
しましたけど。」

翔　「でも、急いでるから薬だけくれればいいという患者さんも
いたよね。」

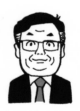

白神　「指導薬剤師さんも実習生の相手をしてくれ
そうな人を選んで、服薬指導をさせてくれているか
ら、結構話を聞いてくれたのではないかと思うけど、
実際にはいろいろな患者さんがいますよね。ところで
医薬分業のメリットって何でしたっけ？」

夏実　「医師は手元に使用したい医薬品があるなしにかかわらず、
患者さんに最善の処方が可能となること、処方箋を患者さんに交付す
ることにより患者さんが処方された薬を知ることができること、医師
と薬剤師とがそれぞれの専門の立場から処方をチェックできること、
などです。」

白神　「そうですね。だから説明とかを聞かない患者さんは医薬分
業のメリットを十分には享受していないことになりますね。じゃあ、
デメリットは？」

翔　「二度手間となること、医療費が増えることなどです。当然患者さんの一部負担金も増えます。」

白神　「そう、それが今医薬分業への逆風となっているんです。つまり、増える医療費に見合ったサービスが提供されていないのではないかという批判ですね。」

夏実　「医薬分業をやめるべきだという意見ですか？」

白神　「そうではありません。医薬分業のメリットは否定しないけど、それがちゃんと果たされていないのではないかということです。」

翔　「処方をチェックしたり、疑問があれば処方医に疑義照会したり、患者さんに服薬指導したり、とかいうことですよね。」

白神　「調剤したら終わりではなくて、そのあとのフォローアップが必要な患者さんもいますよね。」

夏実　「そういったことがちゃんと行われていないということですか？」

白神　「そういう薬局があるということです。そこで事態を重く見た厚生労働省は、『患者のための薬局ビジョン』というのを打ち出しました。患者のための薬局ビジョンでは、かかりつけ薬剤師・薬局を医薬分業の原点ととらえています。」

翔　「かかりつけ薬局は聞いたことがありますが、かかりつけ薬剤師というのは初めて聞きました。」

白神　「でも、医師の場合は『かかりつけ医』とは言うけど、『かかりつけ医院』とは言わないでしょ？患者さんが医薬分業のメリットを享受できるようにするためには、日頃から患者さんと継続的に関わることで信頼関係を構築し、薬に関していつでも気軽に相談できる、かかりつけ薬剤師がいることが重要であるという発想です。」

夏実　「かかりつけ薬剤師とかかかりつけ薬局は、具体的にはどのようなことが期待されるのですか？」

白神　「患者のための薬局ビジョンでは、かりつけ薬剤師・薬局が

持つべき機能として、服薬情報の一元的・継続的な把握とそれに基づく薬学的管理・指導、24時間対応・在宅対応、かかりつけ医を始めとした医療機関等との連携強化の3つが挙げられています。」

翔　「服薬情報の一元的・継続的な把握は、従来からかかりつけ薬局に期待されていることですよね。でも24時間対応しろ、在宅をやれというのはなかなか大変そうです。」

白神　「そうですね。それにこれからの地域での医療・介護の必要性を考えればかかりつけ医等との連携も当然ですよね。さらに、患者のための薬局ビジョンでは、薬局が患者さん等のニーズに応じて強化・充実すべき機能として、健康サポート機能と高度薬学管理機能の2つを挙げています。」

夏実　「健康サポート機能というのは何ですか？」

白神　「健康サポートとは、かかりつけ薬剤師・薬局が、地域住民による主体的な健康の維持・増進を支援することと定義されています。そして、かかりつけ薬剤師・薬局としての機能に加えて積極的な健康サポート機能を有する薬局で、厚生労働省が定める基準を満たしている場合、健康サポート薬局として住民に公表しているのです。」

翔　「健康サポート薬局は、セルフメディケーションの推進にも関わるわけですね。」

白神　「患者のための薬局ビジョン全体を貫く基本的な考え方として、3つのキャッチフレーズがあるので覚えておいてもいいかもしれません。立地から機能へ、対物業務から対人業務へ、バラバラから1つへ、の3つです。」

夏実　「『立地から機能へ』というのはどういう意味ですか？」

白神　「薬局が、立地に依存し、便利さだけで患者さんに選択される存在から脱却し、薬剤師としての専門性や、24時間対応・在宅対応等の様々な患者・住民のニーズに対応できる機能を発揮することを通じて患者さんに選択してもらえるようにすることと説明されていま

す。」

翔　「いずれは門前薬局がなくなるということですね。」

白神　「それから、『対物業務から対人業務へ』というのは、これまでは服薬指導にしても薬を中心に行ってきましたが、これからは患者さん中心に行いましょうということです。」

夏実　「薬を中心の服薬指導というのは、この薬にはこんな副作用がありますよというような指導のことですね。それを患者さん中心の服薬指導に変えるということは、同じ薬でも患者さんによって服薬指導の中身も変えていかなければならないということですね。」

白神　「そういうことです。最後の『バラバラから１つへ』は、その患者さんの情報をかかりつけ薬局で一元的に管理するということですね。」

夏実　「これが実現すれば、薬剤師は患者さんから頼られる存在になりますね。」

白神　「そう。医薬分業の将来は君たちの肩にかかっているということです。」

翔・夏実　「来週から、病院実習に行ってきます！」

Key points

- 医薬分業のメリットとして、医師は手元に使用したい医薬品があるなしにかかわらず、患者に最善の処方が可能となること、処方箋を患者に交付することにより患者自身が処方された薬を知ることができること、医師と薬剤師とがそれぞれの専門の立場から処方をチェックできること、などがあげられる。
- 医薬分業のデメリットとして、二度手間となること、医療費が増え、患者の一部負担金も増えることなどがあげられる。
- 現状の医薬分業に対して、増える医療費に見合ったサービスが提供されていないのではないかという批判がある。
- 医薬分業の現状への批判に対し、厚生労働省は、「患者のための薬局ビジョン」を打ち出した。
- 患者のための薬局ビジョンでは、「かかりつけ薬剤師・薬局」を医薬分業の原点ととらえている。
- 患者が医薬分業のメリットを享受できるようにするためには、日頃から患者と継続的に関わることで信頼関係を構築し、薬に関していつでも気軽に相談できる「かかりつけ薬剤師」がいることが重要である。
- 患者のための薬局ビジョンでは、かかりつけ薬剤師・薬局が持つべき機能として、服薬情報の一元的・継続的な把握とそれに基づく薬学的管理・指導、24時間対応・在宅対応、かかりつけ医を始めとした医療機関等との連携強化の3つが挙げられている。
- 患者のための薬局ビジョンでは、薬局が患者等のニーズに応じて強化・充実すべき機能として、健康サポート機能と高度薬学管理機能の2つを挙げている。
- 健康サポートとは、かかりつけ薬剤師・薬局が、地域住民による主体的な健康の維持・増進を支援することと定義されている。
- かかりつけ薬剤師・かかりつけ薬局としての機能に加えて積極的な健康サポート機能を有する薬局で、厚生労働省が定める基準を満たしている場合健康サポート薬局として住民に公表している。
- 患者のための薬局ビジョン全体を貫く基本的な考え方として、立地から機能へ、対物業務から対人業務へ、バラバラから1つへ、の3つのキャッチフレーズがある。

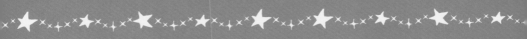

第5章　病院実習

5－1　病院等について、薬剤師の員数
5－2　チーム医療、各種医療スタッフ
5－3　治験、CRC
5－4　治験薬、治験と臨床研究
5－5　医薬品の開発
5－6　特許制度、再審査制度、製造販売後調査、副作用報告
5－7　ドラッグ・インフォメーション
5－8　副作用被害救済制度
5－9　生物由来製品、感染等被害救済制度

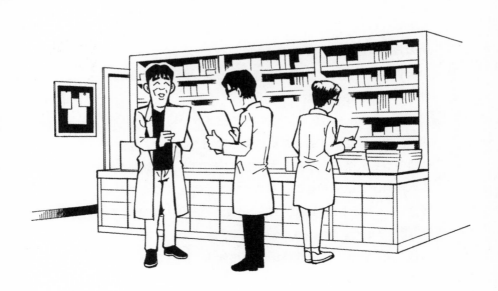

5-1 病院等について、薬剤師の員数

翔・夏実　「おはようございます。今日からお世話になります。どうぞよろしくお願いします。」

山川指導薬剤師　「こちらこそよろしく。指導薬剤師の山川です。ところで、あなたたちが実習をする病院ってどういうどころか説明できるかな？」

翔　「患者を入院させることができる医療機関のことですか？」

山川　「それは、少し違うね。正確には、医療法という法律で20人以上の患者を入院させることができる施設を有する医療機関を病院と定義している。それ以外の19人以下の患者を入院させる施設を有する医療機関と入院させる施設が無い医療機関は診療所とよんでいるんだ。」

翔　「なるほど。普段風邪をひいたときなどに近所のお医者さんに行くのに『病院に行く』って言っていますけど本当は『診療所に行く』っていわないといけないのですね…。」

山川　「まあそんなに気にすることはないけど、法律に基づいて話をするときは区別しないといけないね。そうそう、診療所のうち入院施設があるものを有床診療所、入院施設がないものを無床診療所と区別することもあるので、併せて覚えておこう。」

夏実　「有床とか無床の『床』って、ベッドのことですか？」

山川　「そう。病床というんだけどね。病床は入院する患者さんに応じて精神病床、感染症病床、結核病床、療養病床、一般病床の5つ

の種類がある。精神病床とは、精神疾患を有する者を入院させるための病床で、感染症病床とは、1類感染症や、結核を除く2類感染症、新型インフルエンザ等の感染症患者を入院させるための病床だ。結核病床というのは、文字どおり結核患者専用の病床だね。療養病床とは、今挙げた精神疾患・感染症・結核患者以外の、主に長期の患者さんを入院させるための病床のことだ。これらのどれにも当てはまらないその他の病床を一般病床という。これらの病床のうち診療所には療養病床と一般病床だけしか置くことができないんだ。」

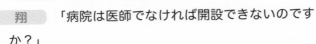

夏実 「その他の病床といっていますが、一般病床の数が一番多そうですね?」

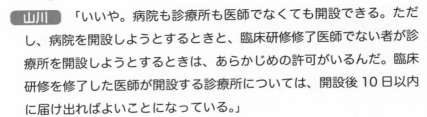

山川 「その通り。一般病床は約89万床で、病院の全病床の約57%を占めている。」

翔 「病院は医師でなければ開設できないのですか?」

山川 「いいや。病院も診療所も医師でなくても開設できる。ただし、病院を開設しようとするときと、臨床研修修了医師でない者が診療所を開設しようとするときは、あらかじめの許可がいるんだ。臨床研修を修了した医師が開設する診療所については、開設後10日以内に届け出ればよいことになっている。」

翔 「誰の許可を必要とするのですか?」

山川 「診療所については、開設の許可は、診療所の所在地が保健所設置市内にある場合は市長、東京23区内にある場合は区長、それ以外の場合は都道府県知事から受ける。届け出をする相手も同じだ。病院の開設の許可は、都道府県知事から受ける。」

夏実 「申請すれば大体許可してもらえるものなのですか?」

山川 「施設の構造設備や人員が規定を満たしていれば都道府県知事等は、許可しなければいけないとされている。ただし営利を目的としている場合は許可を与えないことができるんだ。」

夏実　「営利を目的ってどういうことですか？」

山川　「利益を得る目的で病院や診療所を経営するということだね。例えば、株式会社は営利を目的としている。株主の利益となるように経営しなければならないからね。」

翔　「だから株式会社の病院ってないのですね。」

山川　「ところで病院ってひとまとめに言うけど、病院によって持っている機能は違うよね。大病院のように急性期の患者さんを主に扱うところもあれば、逆に療養病床を持って主に慢性期の患者さんを扱う病院もある。」

夏実　「精神病院や小児専門の病院もありますね。」

山川　「そう。それらの病院の機能は経営者が決めることができるけど、厚生労働大臣とかの承認がないと名乗ることができない病院があるんだ。当院は地域医療支援病院なんだけどそう名乗るために都道府県知事の承認を得ている。」

翔　「地域医療支援病院ってどういう病院なのですか？」

山川　「地域における医療の確保のために必要な支援を行う病院とされている。そもそも 200 床以上の病院でないとダメなんだけど、その地域の他の病院や診療所から紹介された患者さんに医療を提供すること、病院の設備や器械などを地域の医療従事者に利用させる体制があること、救急医療を提供する能力があること、地域の医療従事者の資質の向上を図るための研修を行う能力があることなどが要件として定められているんだ。」

夏実　「承認を得なければ名乗れない病院って他にも種類があるのですか？」

山川　「特定機能病院と臨床研究中核病院というのがあって、いずれも名乗るには、厚生労働大臣の承認が必要だ。400 床以上の病院で、高度な医療を提供する能力があるのが特定機能病院で、厚生労働省令で定める基準に従って行う特定臨床研究を行う能力があるのが臨

床研究中核病院だね。」

翔 「地域医療支援病院の承認を受けなくても、救急医療や地域の医療従事者の研修を行ってかまわないのですよね。承認を受けると何か良いことがあるのですか？」

山川 「実は診療報酬で高い点数を算定することができるんだ。」

夏実 「さっき、施設の構造設備や人員が規定を満たしていれば都道府県知事等は、許可しなければいけないってお話がありましたけど、どのような構造設備が必要なのですか？」

山川 「病院に必要な設備としては、診察室、手術室、処置室、X線装置、床検査施設、調剤所、給食設備等の設備も必要とされているよ。あとで見学してみようか。」

翔 「地域医療支援病院や特定機能病院に特に必要な設備はあるのですか？」

山川 「いろいろあるけれども、薬剤師に関連することでは、医薬情報管理室、いわゆる DI 室だね、これを置かなければならないことになっている。」

夏実 「こういった施設に関連した業務を外部に委託した場合は、そういった施設はいらないことになりますよね。」

山川 「外部に委託できる業務は、給食などに限定されていて、調剤業務の外部委託は認められていない。だから病院には必ず調剤所がなければならないんだ。」

翔 「ということは、病院には必ず薬剤師がいなくてはいけないのですね。」

山川 「そう。所在地の都道府県知事の許可を受けた場合を除き薬剤師を配置しなければならない。配置しなければならない薬剤師の人数にも規定があって、外来であれば処方箋 75 枚につき 1 人必要だ。それに加えて入院については、精神・療養病床なら、患者 150 人に対し 1 人、それ以外の病床は 70 人に対し 1 人必要というのが標準に

なっているね。特定機能病院の場合は高度な医療を提供するので、外来は調剤数 80 につき 1 人、入院患者 30 人に対し 1 人の配置が基準になっている。

夏実　「診療所にはあまり薬剤師をみかけません。」

山川　「常時 3 人以上の医師が勤務する診療所でなければ、薬剤師を配置しなくてもよいことになっているためだね。常時 3 人以上の医師が勤務する場合でも都道府県知事の許可が得られれば薬剤師を配置しなくてもいいんだ。」

Key points

- 医療法では、病院を 20 人以上の患者を入院させることができる施設を有する医療機関と定義している。
- 19 人以下の患者を入院させる施設を有する医療機関と入院させる施設が無い医療機関は診療所といい、入院施設があるものを有床診療所、入院施設がないものを無床診療所という。
- 病床には、精神病床、感染症病床、結核病床、療養病床、一般病床の 5 つの種類がある。
- 精神病床、感染症病床、結核病床、療養病床のどれにも当てはまらないその他の病床を一般病床という。
- 診療所には療養病床と一般病床だけしか置くことができない。
- 一般病床の数が最も多く、約 89 万床で、病院の全病床の約 57% を占めている。
- 病院も診療所も医師でなくても開設できる。
- 病院と臨床研修を修了した医師以外の者が開設する診療所についてはあらかじめの許可がいる。臨床研修を修了した医師が開設する診療所については、開設後 10 日以内に届け出ればよい。
- 診療所の開設の許可は、診療所の所在地が保健所設置市内にある場合は市長、東京 23 区内にある場合は区長、それ以外の場合は都道府県知事から受ける。届け出をする相手も同じ。
- 病院の開設の許可は、都道府県知事から受ける。
- 施設の構造設備や人員が規定を満たしていれば都道府県知事等は、開設を許可しなければならない。ただし営利を目的として

いる場合は許可を与えないことができる。

● 地域における医療の確保のために必要な支援を行う病院を地域医療支援病院という。地域医療支援病院と名乗るためには都道府県知事の承認を必要とする。

● 地域医療支援病院は、200床以上の病院であって、その地域の他の病院や診療所から紹介された患者に医療を提供すること、病院の設備や器械などを地域の医療従事者に利用させる体制があること、救急医療を提供する能力があること、地域の医療従事者の資質の向上を図るための研修を行う能力があることなどが要件として定められている。

● 特定機能病院とは、400床以上であって、高度な医療を提供する能力がある病院をいい、臨床研究中核病院とは、厚生労働省令で定める基準に従って行う特定臨床研究を行う能力がある病院をいう。

● 特定機能病院と臨床研究中核病院は、いずれも名乗るには、厚生労働大臣の承認を必要とする。

● 地域医療支援病院や特定機能病院には、、医薬情報管理室（DI室）を置かなければならない。

● 外部に委託できる業務は、給食などに限定されていて、調剤業務の外部委託は認められていない。

● 配置すべき薬剤師の標準は、病院では、外来の処方箋75枚につき1人、入院については、精神・療養病床なら、患者150人に対し1人、それ以外の病床は70人に対し1人となっている。

● 特定機能病院の場合は、外来は調剤数80につき1人、入院患者30人に対し1人が薬剤師の配置基準となっている。

● 常時3人以上の医師が勤務する診療所でなければ、薬剤師を配置しなくてもよい。その場合でも都道府県知事の許可が得られれば薬剤師を配置しなくてもよい。

5-2 ｜ チーム医療、各種医療スタッフ

山川指導薬剤師　「それでは、病院内を案内しようか。ところで、病院では、医師のほかに様々な医療スタッフが働いているよね。薬剤師も病院の中で働いていると、いろいろな機会にこういった他職種の人と関わりを持つことになる。だから、それぞれの職種がどういうものか理解しておくことが重要だよ。医療スタッフの多くは薬剤師と同じ国家資格なんだ。だから、その業務も法律で規定されている。さて、病院の中で一番人数が多いのは誰かわかるかな？」

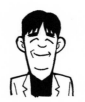

夏実　「看護師ですか？」

山川　「そう。ここが、この病棟のナースステーションだ。各病棟にあるんだけど、看護師が常駐しているんだ。病棟業務の実習のときにはお世話になるよ。」

翔・夏実　「おじゃまします。」

看護師　「こんにちは。看護師の業務は、『傷病者・じょく婦に対する療養上の世話又は診療の補助』とされています。『診療の補助』については、医師や歯科医師の指示が必要だけど、『療養上の世話』については、看護師の判断で行えるんです。」

翔　「准看護師という職種も聞いたことがあります。」

看護師　「看護師の確保が難しいこともあってできたのですが、准看護師は都道府県知事が免許を与えます。准看護師も看護師の業務を行えますけど、医師、歯科医師又は看護師の指示を受ける必要があります。」

山川　「ここが、機能訓練室。」

翔・夏実　「おじゃまします。患者さんがいろいろなリハビリに取り組んでいますね。」

理学療法士　「こんにちは。ここにはリハビリの専門家として、理学療法士、作業療法士、視能訓練士、言語聴覚士がいます。」

翔　「それぞれどのようなことを行うのですか？」

理学療法士　「理学療法とは、身体に障害のある人の基本的動作能力の回復を図るため、治療体操その他の運動を行わせたり、電気刺激、マッサージ、温熱その他の物理的手段を加えたりすることです。一方、作業療法とは、身体だけじゃなくて精神に障害がある人も対象に、その応用的動作能力又は社会的適応能力の回復を図るため、手芸、工作その他の作業を行わせることをいいます。理学療法士を PT、作業療法士を OT とよぶこともあります。」

夏実　「視能訓練士、言語聴覚士についても教えてください。」

理学療法士　「視能訓練士は、弱視や斜視のような視機能に障害のある人に視機能の回復のための矯正訓練及びこれに必要な検査を行います。また、言語聴覚士は、音声機能、言語機能又は聴覚に障害のある人に、その機能の維持向上を図るため、言語訓練その他の訓練、これに必要な検査及び助言、指導その他の援助を行います。視能訓練士は CO、言語聴覚士は ST ともよばれます。」

指導薬剤師　「ここが臨床検査施設。」

翔・夏実　「おじゃまします。」

臨床検査技師　「こんにちは。この部屋では、主に患者さんから採取した検体や患者さんが排出した検体について検体検査を行っています。私たちは、臨床検査技師ですが、臨床検査技師は、検体検査だけではなく生理学的検査も行っています。」

翔　「生理学的検査には、具体的にはどのようなものがあるので

第1章

第2章

第3章

第4章

第5章

第6章

157

すか？」

臨床検査技師　「心電図検査とか、脳波検査とか、呼吸機能検査とか、超音波検査とか、ほかにもあるのですがそれぞれ別の部屋で行っています。」

山川　「昔は衛生検査技師という資格があって薬学を卒業すれば資格が取れたんだけど、なくなってしまった。それに臨床検査技師の試験を受けることもできたのだけど、今はできなくなったんだ。さて、ここが、放射線室。」

翔・夏実　「おじゃまします。

翔　「いろいろと大型の機器がありますね？」

田中指導薬剤師　「こんにちは。ここではレントゲン撮影を行います。隣にはCT装置、その隣にはMRI装置があります。私たち診療放射線技師は、放射線を人体に照射して診断撮影したり、がんなどの放射線治療を行ったりします。」

夏実　「治療も行うのですか？」

診療放射線技師　「はい。もちろん医師や歯科医師の指示を受けたうえでですけどね。」

山川　「ほかにも管理栄養士とか、臨床工学士とか、歯科技工士とか、たくさんの職種の人がいるんだ。」

翔　「看護師の療養上の世話を除けば、どの職種も医師や歯科医師の指示がないと業務はできないのですよね。」

山川　「基本的にはそうだね。薬剤師は医師又は歯科医師の処方箋により、歯科技工士は歯科医師の指示書により業務を行うという違いはあるけどね。ところで、チーム医療という言葉を聞いたことあるよね？」

夏実　「様々な医療スタッフが連携して患者さんの治療にあたるこ

とだと思います。」

山川　「もう少し詳しく言うと、多種多様な医療スタッフが、それぞれの高い専門性を前提、目的と情報を共有すること、業務を分担しつつも連携・補完し合うこと、それらによって患者の状況に的確に対応した医療を提供することとなるかな。」

夏実　「目的と情報を共用することで、チームが一体となって活動できるということですね。」

山川　「そういうことだ。では、チーム医療を行うことで何が期待されているのかわかるかな？」

翔　「各々の高い専門性が前提になっているということだから、患者さんに質の高くて安全な医療を提供できるということですか？」

山川　「そうだね。厚生労働省の報告書では具体的な効果として、疾病の早期発見・回復促進・重症化予防など医療・生活の質の向上、医療の効率性の向上による医療従事者の負担の軽減、医療の標準化・組織化を通じた医療安全の向上、等が期待されるとしているね。」

翔　「医師が1人で全部やるよりも、業務を分担した方が効率的だし、負担も軽減しますよね。」

夏実　「薬剤師もただ参加すればいいのではなくて、他の医療スタッフから信頼されるような高い専門性を持っていなければならないということですね。」

Key points

- 看護師の業務は、「傷病者・じょく婦に対する療養上の世話又は診療の補助」とされていて、「療養上の世話」については、看護師の判断で行える。
- 准看護師の免許は都道府県知事が与え、医師、歯科医師又は看護師の指示を受けて看護業務を行う。

- 理学療法とは、身体に障害のある人の基本的動作能力の回復を図るため、治療体操その他の運動を行わせたり、電気刺激、マッサージ、温熱その他の物理的手段を加えたりすることをいう。
- 作業療法とは、身体だけではなく精神に障害がある人も対象に、その応用的動作能力又は社会的適応能力の回復を図るため、手芸、工作その他の作業を行わせることをいう。
- 理学療法士を PT，作業療法士を OT とよぶこともある。
- 視能訓練士は、弱視や斜視のような視機能に障害のある人に視機能の回復のための矯正訓練及びこれに必要な検査を行う。
- 言語聴覚士は、音声機能、言語機能又は聴覚に障害のある人に、その機能の維持向上を図るため、言語訓練その他の訓練、これに必要な検査及び助言、指導その他の援助を行う。
- 視能訓練士は CO，言語聴覚士は ST ともよばれる。
- 臨床検査技師は、患者から採取した検体や患者が排出した検体についての検体検査と生理学的検査を行う。
- 生理学的検査には心電図検査、脳波検査、呼吸機能検査、超音波検査などがある。
- 診療放射線技師は、放射線を人体に照射して診断撮影したり、がんなどの放射線治療を行ったりする。
- 看護師の療養上の世話を除けば、どの職種も医師や歯科医師の指示がないと業務はできない。
- 薬剤師は医師又は歯科医師の処方箋により、歯科技工士は歯科医師の指示書により業務を行う。
- チーム医療とは、多種多様な医療スタッフが、それぞれの高い専門性を前提に、目的と情報を共有し、業務を分担しつつも連携・補完し合うことによって患者の状況に的確に対応した医療を提供することをいう。
- チーム医療により、疾病の早期発見・回復促進・重症化予防など医療・生活の質の向上、医療の効率性の向上による医療従事者の負担の軽減、医療の標準化・組織化を通じた医療安全の向上、等が期待される。

第1章

第2章

第3章

第4章

第5章

第6章

5-3 | 治験、CRC

山川指導薬剤師 「ここが、治験管理室。」

翔・夏実 「おじゃまします。」

CRC 「こんにちは。私は、薬剤師ですが、治験協力者として、この病院で行われる治験の運営に携わっています。」

翔 「治験協力者はどのような仕事をされるのですか?」

CRC 「治験協力者というのは、GCP（医薬品（医療機器）の臨床試験の実施の基準）の中で規定されていて、CRC ともよばれます。CRC はクリニカル・リサーチ・コーディネーターの略です。つまり私たちの仕事は治験のコーディネートをすることです。治験担当医師と患者さんの間、治験担当医師と治験のスポンサー企業との間を取り持つということです。」

翔 「治験担当医師と患者さんとの間を取り持つというのはどういうことですか?」

CRC 「まず、患者さんに治験に参加してもらうためには、これから行おうとしている治験の内容についてちゃんと理解してもらわなければならないですよね。だから、患者さんの疑問を解消するようにお手伝いをするということです。それから、治験が始まってからも患者さんの不安などを医師に伝えることも重要です。」

翔 「インフォームド・コンセントのための説明をしたりもするのですね。」

CRC 「いいえ、インフォームド・コンセントのための説明は治験担当医師が行わなければならないと GCP に定められています。だから、治験担当医師の説明で分かりにくかったところなどをフォローし

て、患者さんに説明します。」

夏実　「インフォームド・コンセントのための説明
は文書にしておかなければならなかったと思います
が、この文書にはどのようなことが記載されていない
といけないのですか？」

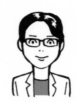

CRC　「どういう風に治験を行うかとか、どのくら
いの期間が必要かとかの治験の概要については当然記載しています。
それ以外のことでは、例えば、その治療のメリットだけでなくデメ
リットも記載しなければならないとか、他の治療法にどのようなもの
があるかとか、いつでも治験への参加を止めることができるとか、参
加を断ったり途中で参加を止めた場合も不利な扱いを受けることがな
いとか、万一健康被害が生じた場合にはどのような保障を受けられる
かとかを記載しなければなりません。あと、患者さんのカルテなどを
医師以外の者が見ることがあることを記載しておくことが重要です。
患者さんのカルテは患者さんの個人情報ですから、それを第三者に見
せるためには患者さんの許可が必要です。ですから、インフォーム
ド・コンセントでこの同意を取っておかないと後でいちいち患者さん
の許可を得なければならなくなってしまいます。」

夏実　「同意も文書でなければならないのでしたよね。」

CRC　「はい。その文書に説明をした治験担当医師と患者さんの両
方が署名することになっています。」

翔　「治験担当医師と治験のスポンサーとの間を取り持つという
のはどういうことですか？」

CRC　「これも GCP で決められているのですが、治験のスポンサー
は治験が GCP に従って行われているかについて、モニタリングをし
なければなりません。それを行うのがモニターですが、モニターは病
院外に持ち出すことのできないカルテを見る必要もあります。そう
いったモニターの仕事の調整をするのが私たちの仕事の 1 つになりま

す。」

翔　「モニターは製薬企業の人ですか？」

CRC　「CRO の人の場合もあります。」

夏実　「もう一つ流れがよくわからないのですが、治験を依頼する製薬企業は治験を引き受けてくれる先生と契約して、その先生が病院の責任者に連絡して、病院の責任者から、先生に CRC の業務をやるように指示があるのですか？」

CRC　「いいえ、治験の契約は、製薬企業と病院との間で行われなければなりません。だから、契約が結ばれれば病院が治験を引き受けたことになるのです。」

夏実　「そうすると治験を引き受けるかどうかは病院の責任者が判断することになるのですね。」

CRC　「病院の責任者が了解するだけではだめで、あらかじめ『治験審査委員会』の意見をきかなければならないことになっています。治験が長期にわたる場合は、1年に1回以上は治験を継続してよいか治験審査委員会の意見を聴かなければなりません。治験審査委員会の意見に逆らって病院の責任者が治験を引き受けたり、継続したりすることは認められていません。」

翔　「治験審査委員会の構成ってどうなっているのですか？」

CRC　「委員は5名以上とされていて、医学、歯学、薬学その他の医療又は臨床試験に関する専門的知識を有する者だけでなく、そうした専門知識を有する者以外の者、そしてそれとは別に治験を行う病院と利害関係を有しない者が加えられている必要があります。」

翔　「病院の責任者が委員になれば、結構審議に影響を与えられますよね。」

CRC　「そうですね。だから、病院の責任者やその治験の関係者は

審議に参加できないことになっています。CRC も参加できないんです。」

夏実　「CRC は薬剤師でなければなれないのですか？」

CRC　「いいえ。GCP では治験協力者として薬剤師と看護師が例示されているのですが、特に誰でなければならないと決められているわけではありません。」

Key points

● GCP（臨床試験の実施の基準）で規定されている治験協力者は、治験担当医師と患者の間、治験担当医師と治験のスポンサー企業との間を取り持つことを業務とする。

● インフォームド・コンセントのための説明は治験担当医師が行わなければならず、治験協力者が行うことはできない。

● インフォームド・コンセントのための説明文書には、治験の概要以外に、その治療のメリットだけでなくデメリットもまた、他の治療法にどのようなものがあるかについても記載しなければならない。

● インフォームド・コンセントのための説明文書には、いつでも治験への参加を止めることができること、参加を断ったり途中で参加を止めた場合も不利な扱いを受けることがないこと、万一健康被害が生じた場合に受けられる保障なども記載しなければならない。

● インフォームド・コンセントのための説明文書には、患者のカルテなどを医師以外の者が見ることがあることを記載する。

● インフォームド・コンセントにおいては、同意も文書でなければならない。その文書に説明をした治験担当医師と患者の両方が署名する。

● 治験のスポンサーは治験が GCP に従って行われているかについて、モニタリングをしなければならないことが GCP で定められている。

● CRO がモニタリングをすることもある。

● 治験の契約は、治験依頼者と治験実施医療機関との間で行われなければならない。

- 治験実施医療機関の責任者は、治験の実施の可否について「治験審査委員会」の意見をきかなければならない。
- 治験が長期にわたる場合は、１年に１回以上は治験を継続してよいか治験審査委員会の意見をきかなければならない。
- 治験審査委員会の意見に逆らって治験実施医療機関の責任者が治験を引き受けたり、継続したりすることは認められていない。
- 治験審査委員会の委員は５名以上とされていて、委員のうち、医学、歯学、薬学その他の医療又は臨床試験に関する専門的知識を有する者以外の者と、この者とは別に実施医療機関と利害関係を有しない者が加えられている必要がある。
- 病院の責任者や研究協力者を含むその治験の関係者は審議に参加できない。
- GCP では治験協力者として薬剤師と看護師が例示されているが、特に誰でなければならないと決められているわけではない。

第1章

第2章

第3章

第4章

第5章

第6章

5-4 ｜ 治験薬、治験と臨床研究

翔　「GCP の規定だと治験を行うにはたくさんの書類を用意しなければならないなど、手続きが大変だと聞いています。」

CRC　「そうですね。実は治験には製薬企業等から依頼されて行う場合と、医師が主導で行う場合があります。特に医師主導の場合は、製薬企業の協力が得られませんから、全て我々が準備しなければなりません。だから、場合によっては、SMO を利用することがあります。」

翔　「SMO ですか。CRO とは違うのですか？」

CRC　「CROは治験の依頼者の業務を受託する企業のことで、SMO は治験実施医療機関の業務を受託する企業のことです。」

夏実　「こちらでは、治験薬も管理しているのですか？」

CRC　「ええ、これがそうです。白箱に入っていますよね。流通している医薬品とは区別がつくようにするためです。外箱の表示を見てください。」

夏実　「『治験用』と書いてあります。」

CRC　「治験依頼者の氏名や識別記号も書いてあるでしょう。でも販売名や効能・効果、用法・用量は記載されていないですよね。実はそういったものは治験薬や添付する文書に記載することは禁止されているのです。」

翔　「治験薬は治験依頼者が届けて来るのですよね。」

CRC　「そうです。治験の契約の話をしましたが、この契約を結ぶ前に治験薬を交付することは禁止されています。」

夏実　「治験薬はそんなに数量は必要ないでしょうから、工場で製

造されるわけではないですよね。品質は大丈夫なのですか？」

CRC　「治験薬はすべて、治験薬 GMP とよばれる、製造管理及び品質管理の基準の下で製造されなければならないことになっています。」

山川指導薬剤師　「治験と臨床試験の違いは知っているよね？」

翔　「臨床試験のうち、その結果を承認申請の資料として使うのが治験です。」

山川　「そうだね。承認申請の資料として使うためには、初めからそのつもりで臨床試験を行わなければならない。そのつもりがなかったのに、良い結果が出たから承認申請の資料に使うというのは認められていないんだ。」

夏実　「治験は、医師主導の場合であっても GCP に従って行わなければならないのですよね。」

山川　「そう。治験ではないけど製造販売後臨床試験も GCP に従って実施する必要があるよね。」

翔　「製造販売後臨床試験と臨床試験とは何が違うのですか？」

山川　「製造販売後臨床試験は、GPSP（医薬品（医療機器）の製造販売後の調査及び試験の実施の基準）で定義されているんだけど、承認されている効能・効果や用法・用量などの範囲内での試験に限られるんだ。例えば、製造販売後に新たな効能について臨床試験を行うなら、それは治験にしなければならないということになる。」

夏実　「治験や製造販売後臨床試験以外の臨床試験には、守らなければならない基準のようなものはないのですか？」

山川　「以前はなかった。ところが、臨床試験のデータが捏造されたりとか、資金を提供した企業と不適切な関係があったりとかの問題が相次いでね。そこで、新たに「臨床研究法」という法律が制定されて、実施の基準が作成されることになった。だから、治験や製造販売

後臨床試験以外の臨床試験は、今では臨床研究とよばれ、その中で製薬企業等から資金を得て実施する臨床研究は、特定臨床研究として臨床研究法で厳しく管理されるようになったんだ。」

夏実　「事件が起こると、どんどん規制が厳しくなるのですね。」

Key points

- 治験には製薬企業等から依頼されて行う場合と、医師が主導で行う場合がある。
- CRO とは治験の依頼者の業務を受託する企業のことで、SMO とは、治験実施医療機関の業務を受託する企業のことをいう。
- 治験薬の被包には、治験用である旨を記載しなければならない。
- 治験薬や添付する文書に予定される販売名や効能・効果、用法・用量を記載してはならない。
- 治験の契約を結ぶ前に治験薬を交付することは禁止されている。
- 治験薬はすべて、治験薬 GMP とよばれる、製造管理及び品質管理の下で製造されなければならない。
- 臨床試験のうち、その結果を承認申請の資料として使うものを治験という。
- 医師主導の治験も GCP に従って行わなければならない。
- 製造販売後臨床試験も GCP に従って実施する必要がある。
- 製造販売後臨床試験は、GPSP（医薬品（医療機器）の製造販売後の調査及び試験の実施の基準）で定義されていて、承認されている効能・効果や用法・用量などの範囲内での試験に限られる。
- 治験や製造販売後臨床試験以外の臨床試験は、臨床研究とよばれ、その中で製薬企業等から資金を得て実施する臨床研究は、特定臨床研究として臨床研究法により厳しく管理される。

5-5 | 医薬品の開発

山川指導薬剤師 「毎年たくさんの新薬が開発されているけど、そういった新薬が患者さんに使えるようになるまでの道筋というのはわかっているね？」

翔 「新薬の種が見つかると、物理化学的な試験、毒性試験、薬理試験、薬物動態試験や臨床試験を実施します。」

山川 「臨床試験にも段階があったよね。」

夏実 「第Ⅰ相試験から第Ⅲ相試験です。第Ⅰ相試験は健康な成人男性に投与して、安全性を確認します。」

山川 「臨床試験に入る前に当然動物試験が行われているのだけど、動物での結果がそのまま人に適用できるかどうかはわからない。だから、第Ⅰ相試験で、投与した薬物の動態を調べて動物での結果と比較するんだ。そして、動物での結果が人でも反映できそうだとなったら第Ⅱ相試験に進む。」

翔 「第Ⅱ相試験は、少数の患者さんに薬物を投与します。」

山川 「第Ⅱ相試験は2つに分かれている。少数の患者さんへの投与というのは、前期第Ⅱ相試験のことだ。我々は「あたりをつける」とよく言うんだけど、少数の患者さんでほんとに効果があるかを見るんだね。効果がありそうだとなると、後期第Ⅱ相試験に進む。ここでは、至適用量を見つけることが目的になる。動物試験での結果である程度の用量の目安はあるけれども、実際に人でどのくらいの用量が適切かはわからない。そこでいくつかの用量を決めて、比較試験を行うことになる。効果という面から見れば、最も高い効果が出る用量が理

第1章
第2章
第3章
第4章
第5章
第6章

想と言えるけど、だからといって副作用が多くなってしまってはその量は現実には使えない。普通は用量が多くなるにつれて副作用も多くなるから、効果がほぼ一定になる一番少ない用量というのが至適用量ということになるね。この至適用量を用いて第Ⅲ相試験を行うことになるから、この後期第Ⅱ相試験をいい加減にやると開発に失敗することもあるんだ。」

夏実　「第Ⅲ相試験は、多数の患者さんに薬物を投与します。」

山川　「第Ⅲ相試験は、その薬物の位置づけを決める試験となる。ところで、プラセボ効果というのを聞いたことがあるかな？」

夏実　「はい。実際には効果がないのに、飲んだだけで効いたような気がすることです。」

山川　「気がするだけじゃなくて実際に効果があるんだ。その効果は30％ぐらいとする文献もある。プラセボ効果では、効果だけじゃなくて副作用が出ることもあるんだよ。そこで、第Ⅲ相試験では、プラセボ効果を差し引くためにプラセボと比較する必要がある。プラセボを投与しにくい場合は、標準的な治療薬と比較することもあるけど。プラセボと比較する場合は、優越性を示す必要があるし、標準的な治療薬と比較する場合は、少なくとも非劣性を示せないと、承認されないんだ。」

翔　「医薬品を開発している間は、厚生労働省への届出とか登録は必要ないのですか？」

山川　「開発の流れの中で、届出が必要なのは、治験の段階になったときだね。治験を行うときは、あらかじめ治験の届けを厚生労働大臣あて提出する必要がある。治験届は、同じ薬物でも試験の内容が異なるたびに提出しなければならないので、治験の終了までには何回か治験届を提出することになる。それで、初めて人に投与する届出のときだけ、つまり第Ⅰ相試験についての届出については、届け出てから30日待たないと治験を依頼したり始めたりすることができないんだ。

その間に当局は、人に投与して大丈夫か、治験がきちんと行える施設
かなどを審査して、問題があれば治験を差し止める。30 日待って特
に指示がなければ、治験を始めることができることになる。」

夏実　「ジェネリック医薬品の生物学的同等性試験を実施する場合
も人を用いた場合は治験届を提出する必要があるのですか？」

山川　「いや、人を用いた生物学的同等性試験は治験には当たるけ
ど、治験届の提出は免除されているよ。」

翔　「次に、臨床試験などの試験結果を添えて厚
生労働大臣に製造販売承認の申請をして、その新薬の
有効性、安全性、品質について厚生労働省の審査を受
けて、厚生労働大臣の承認が得られれば、発売するこ
とができるのですね。」

山川　「実際には、審査に関連したことは、医薬品医療機器総合機
構（PMDA）に委託されているのは知っているね？それで、その審
査だけど、書類の審査で、PMDA とかが追試をするわけではないん
だ。」

夏実　「だとすると作文してもわかりませんね。どうやって、提出
された資料の信頼性を確保しているのですか？」

山川　「試験を行う基準を定めていて、それに従った試験の結果の
みを資料として受け付けるということにしているんだ。まず、試験成
績の信頼性を確保するために必要な施設、機器、職員等を有し、か
つ、適正に運営管理されていると認められる試験施設等において実施
したものでなければならないと定めている。」

翔　「じゃ、まずい結果が出たら、適切な施設で行っていなかっ
たと言って、なかったことにすることができますね。」

山川　「そうはいかないんだ。品質、有効性、安全性を有すること
を疑わせる資料については、適切な施設で行われたものでなくても提
出しなければならないと定められている。」

翔　「ちゃんと考えているのですね。」

山川　「そのうえで、新医薬品については、毒性試験は GLP（医薬品の安全性に関する非臨床試験の実施の基準），臨床試験は GCP に従って実施したものでなければ資料としては受け付けないし、さらに資料全体については、『信頼性の基準』にも従う必要があるんだ。」

夏実　「信頼性の基準というのは？」

山川　「簡単に言うと、提出する資料は生データに基づいたものであること、都合の悪いデータを隠していないこと、そして生データを保存していること、の３つからなっている基準だ。」

夏実　「基準に従って試験をやったと嘘を言われてもわからないのではないですか？」

山川　「だから、PMDA の職員が試験の行われた場所に出向いて査察したり、生データを提出させて確認したりしているんだ。」

翔　「治験を実施した医療機関にも査察があるのですか？」

山川　「もちろんさ。全部ではないと思うけど。」

夏実　「GLP とかに従って実施したものでない資料を提出すると罰せられたりするのですか？」

山川　「いいや、その資料が審査の対象から外されるだけだと思う。でも、重要な試験だったらやり直さなければならなくなるから、時間もお金もかかることになるね。」

夏実　「とすると、治験を実施した医療機関のモニタリングはいい加減にはできませんね。」

Key points

- 新薬の種が見つかると、物理化学的な試験、毒性試験、薬理試験、薬物動態試験や臨床試験が行われる。
- 臨床第Ⅰ相試験は健康な成人男性に投与して、安全性を確認したり投与した薬物の動態を調べて動物での結果と比較したりする。
- 臨床第Ⅱ相試験は前期と後期の２つに分かれていて、前期第Ⅱ相試験では少数の患者でほんとに効果があるかを見る。
- 後期第Ⅱ相試験では、至適用量を見つけることが目的になる。
- 臨床第Ⅲ相試験は、多数の患者に薬物を投与して、その薬物の位置づけを決める。
- 実際には効果がないのに、服用しただけで効果が表れることをプラセボ効果という。プラセボ効果では、効果だけではなく副作用が出ることもある。
- 第Ⅲ相試験では、プラセボ効果を差し引くためにプラセボと比較する。プラセボを投与しにくい場合は、標準的な治療薬と比較することもある。
- プラセボと比較する場合は優越性を、また標準的な治療薬と比較する場合は少なくとも非劣性を示せないと、承認されない。
- 治験を行うときは、あらかじめ治験の届けを厚生労働大臣あて提出する必要がある。
- 治験届は、同じ薬物でも試験の内容が異なるたびに提出しなければならない。
- 初めての届出のときだけ、届け出てから 30 日待たないと治験を依頼したり始めたりすることができない。30 日待って特に指示がなければ、治験を始めることができる。
- ジェネリック医薬品での人を用いた生物学的同等性試験の実施は治験に当たるが、治験届の提出は免除されている。
- 製造販売承認の審査に関連したことは、厚生労働大臣から医薬品医療機器総合機構（PMDA）に委託されている。
- 製造販売承認申請に添付する資料は , 試験成績の信頼性を確保するために必要な施設、機器、職員等を有し、かつ、適正に運営管理されていると認められる試験施設等において実施したものでなければならない。
- ただし、品質、有効性、安全性を有することを疑わせる資料については、適切な施設で行われたものでなくても提出しなけれ

　ばならない。

● 新医薬品については、製造販売承認申請に添付する資料のうち、毒性試験は GLP（医薬品の安全性に関する非臨床試験の実施の基準）, 臨床試験は GCP に従って実施したものでなければならないし、資料全体については、「信頼性の基準」にも従う必要がある。

● 信頼性の基準とは、提出する資料は生データに基づいたものであること、都合の悪いデータを隠していないこと、生データを保存していること、の3つからなっている。

● 試験が基準に従って実施されたことを確認するため、PMDA の職員が試験の実施場所を査察したり、生データを提出させている。治験を実施した医療機関も査察の対象となる。

5－6 　特許制度、再審査制度、製造販売後調査、副作用報告

山川指導薬剤師「承認審査は主に PMDA が行うけど、承認は厚生労働大臣が行うので、PMDA は審査が終了すると結果を添えて厚生労働省に提出するんだ。特に、新医薬品の承認については、厚生労働大臣は薬事食品衛生審議会の意見を聴かないといけないことになっているので、PMDA は詳細な審査報告書を作成する。これはその医薬品が承認された後には公表されるので、それを読めばその医薬品の評価がどのようなものだったかがわかる。」

翔「承認審査には時間がかかるのですか？」

山川「内容にもよるけど、平均すれば申請して 1 年ぐらいはかかるんじゃないかな。」

翔「医薬品は開発にも 10 年ぐらいかかると聞きますから、開発が終わっても発売にこぎつけるまでにはまだまだ時間がかかるのですね。」

山川「そう。それでね、新薬を開発する企業にとって大切になるのが特許なんだ。」

夏実「特許？あの、発明とかに与えられる特許ですか？」

山川「新医薬品の種になりそうな化合物とかを見つけると、その使用目的とかと一緒に特許を取得するんだ。ところで、なぜ特許という制度があるかわかるかな？」

夏実「発明とかを勝手に使われないように保護するためではないですか？」

山川「確かにそうなんだけど、せっかく見つけたことを公開する

ことになるよね。」

翔　「あ、そうか。黙っていた方が得ですよね。」

山川　「でも、そうすると、もうわかっていることなのに、ほかの人が同じことを研究するかもしれないよね。だけど、その発明とか発見を公開すれば、研究が先に進むことが期待されるよね。それで、公開する代わりにそれを使用する権利を発明者に一定期間与えて、他の人が勝手には使用できないようにするのが特許制度なんだ。」

夏実　「一定期間ということは、特許には期間があるのですか？」

山川　「特許を取得しようと思うと、日本だと特許庁に特許の出願をするんだ。特許というのは新規性がなければ認められないので、特許庁がその点を審査して、OK となれば認められる。そして、特許の認められる期間は出願してから 20 年と決められているんだ。」

翔　「その特許期間中は、ジェネリック医薬品が出てくることはないというわけですね。」

夏実　「でも、開発や審査に時間がかかってしまったら、発売しても特許期間が残っていないということも起こりますよね。」

山川　「それで、医薬品の場合には、特許期間が延長される仕組みがあってね、臨床試験と審査にかかった期間の合計、最大で5年間延長されるんだ。ただし、承認されたときに特許期間が残っていないとだめだけどね。」

翔　「もし特許期間が残っていないと、すぐにジェネリック医薬品が出てくるということですか？」

山川　「新医薬品の場合、再審査の制度があるのは知っているよね。特許が切れてもこの再審査のための調査期間が終わるまでは、ジェネリック医薬品は出せないんだ。」

翔　「再審査の調査期間覚えています。新有効成分含有医薬品は8年、新投与経路医薬品は6年、新効能医薬品は4年、そして希少疾

病用医薬品は 10 年とされるのが普通です。」

夏実　「再審査の制度って、日本独特のものですよね。なぜそういった制度が必要なのでしょう？」

山川　「それは臨床試験には限界があるからだよ。」

夏実　「症例数が多くないということですか？」

山川　「もちろんそれもある。症例数が少なければ、まれな副作用は臨床試験の間では見つからないからね。それと、臨床試験では、高齢者とか、小児とか、妊婦とか、腎障害や肝障害のある患者とか、あるいは合併症や他の薬剤を使用している患者は除かれる。でも、発売されたらそういった患者にも使用されるよね。」

翔　「臨床試験の段階でそういった患者に使用したデータも集めさせるというのはだめですか？」

山川　「もちろんそういう考え方もある。でも有効性や安全性の評価が終わっていない薬をそういったリスクの高い患者に使うというのは倫理的にどうかなという問題がある。それにデータを集めるのに時間もかかるから、せっかくの良い薬でもそういったリスクのない患者さんにも届くのが遅れることになるよね。」

夏実　「それで、製造販売後調査が義務付けられ、その結果を評価するために再審査が行われるのですね。」

山川　「そう。今説明した趣旨からいえば、製造販売後調査では診療の場で実際に使われたそのままのデータを集めることが最も重要だよね。GPSP（医薬品の製造販売後調査及び試験の実施の基準）では『使用成績調査』と呼んでいる。」

翔　「最近は、リアルワールドデータというのも聞きます。」

山川　「リアルワールドデータの 1 つに PMDA が構築した MID-NET がある。MID-NET では、国内のいくつかの協力医療機関が保有する電子カルテ等の電子診療情報をデータベース化しているんだけ

どこれを利用して製造販売後調査を行うことも認められているんだ。」

夏実　「調査と試験と２つの言葉が使われていますが、どう違うのですか？」

山川　「介入のないのが調査で、介入があるのが試験だ。介入というのは、通常の診療を超えて、検査をしたり、投薬をしたりすることだよ。」

翔　「使用成績調査の結果などは再審査で評価されるとしても、副作用が起こったら、すぐに報告しなければならないのですよね。」

山川　「副作用の報告は製薬企業に義務付けられている。ただ、内容によって、報告すべき期限が異なっているんだ。例えば、副作用による死亡例だとか未知で重篤な副作用の発生など重大な事例についてはその発生を知った時から15日以内に報告しなければならない。」

夏実　「未知の副作用というのはこれまで知られていない副作用という意味ですか？」

山川　「それだけじゃなくて、知られていたけど発生数や発生頻度、発生条件などの発生傾向が変わった場合も未知の副作用に含まれるんだ。」

翔　「重篤な副作用というのはどういう副作用をいうのですか？」

山川　「障害、死亡又は障害につながるおそれのある症例、治療のために病院又は診療所への入院又は入院期間の延長が必要とされる症例、後世代における先天性の疾病又は異常などが該当する。」

夏実　「副作用の報告期限の起点となる『知ったとき』というのは具体的にはいつを指すのですか？」

山川　「文字通り、その企業の誰でもいいから知ったときからさ。」

夏実　「えっ、じゃMRが医師との雑談の中で副作用が話題になったら、もう時計が動き出すとうことですね。」

Key points

- 医薬品の製造販売の承認は厚生労働大臣が行う。新医薬品の場合、厚生労働大臣は承認の可否について薬事食品衛生審議会の意見を聴かなければならない。
- PMDA は詳細な審査報告書を作成する。これはその医薬品が承認された後には公表され、その医薬品の評価がどのようなものだったかがわかる。
- 発明や発見を公開する代わりにそれを使用する権利を発明者に一定期間与えて、他の人が勝手には使用できないようにするのが特許制度である。発明とか発見を公開すれば、研究が先に進むことが期待される。
- 特許を取得するには、特許庁に出願し、新規性があれば登録される。特許の期間は出願してから 20 年と決められている。
- 特許期間中はジェネリック医薬品が発売されることはない。
- 医薬品の場合には、臨床試験と審査にかかった期間の合計で最大 5 年間特許期間が延長される。ただし、承認されたときに特許期間が残っていないと適用されない。
- 特許が切れても再審査のための調査期間が終わるまでは、ジェネリック医薬品は出せない。
- 再審査の調査期間は、通常、新有効成分含有医薬品は 8 年、新投与経路医薬品は 6 年、新効能医薬品は 4 年、そして希少疾病用医薬品は 10 年である。
- 臨床試験には、症例数が少ない、高齢者・小児・妊婦・腎障害や肝障害のある患者・合併症や他の薬剤を使用している患者は除かれるなどの限界がある。
- そのため製造販売後調査が義務付けられ、その結果を評価するために再審査が行われる。
- 製造販売後調査の 1 つとして、診療の場で実際に使われたそのままのデータを集める「使用成績調査」が行われる。使用成績調査は、GPSP（医薬品の製造販売後調査及び試験の実施の基準）で規定されている。
- リアルワールドデータを利用して製造販売後調査を行うことも認められている。リアルワールドデータの 1 つに PMDA が構築した MID-NET がある。
- 通常の診療を超えて、検査をしたり、投薬をしたりする介入のないのを調査、介入があるのを試験という。

第1章
第2章
第3章
第4章
第5章
第6章

- 製薬企業には副作用の厚生労働大臣への報告が義務付けられている。ただし、内容によって、報告すべき期限が異なっている。例えば、副作用による死亡例だとか未知で重篤な副作用の発生など重大な事例についてはその発生を知った時から15日以内に報告しなければならない。
- これまで知られていない副作用だけでなく知られていたが発生数や発生頻度、発生条件などの発生傾向が変わった場合も未知の副作用に含まれる。
- 重篤な副作用とは、障害、死亡又は障害につながるおそれのある症例、治療のために病院又は診療所への入院又は入院期間の延長が必要とされる症例、後世代における先天性の疾病又は異常などを指す。
- 副作用の報告期限の起点となる「知ったとき」とは、その企業の誰かが知ったときをいう。

5−7 ドラッグ・インフォメーション

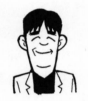

山川指導薬剤師　「ここが、DI室。薬剤師が行う病棟
業務につけられる診療報酬点数に薬剤管理指導料とい
うのがあるけど、それを算定するには、こういった
DI室があることが要件になっているんだ。」

翔・夏実　「おじゃまします。」

DI担当薬剤師　「こんにちは。私は、薬剤師ですが、今はDI業務
を専任で担当しています。」

夏実　「主にどういう仕事をされているのですか？」

DI担当薬剤師　「医薬品などに関する情報をいろいろなところから
集めて、それを読みやすいように加工して、院内の関係者に届けるこ
とが第一です。あとは医師等からの医薬品等の情報についての問合せ
に回答することも重要な仕事です。」

翔　「情報はどういうところから入手するのですか？」

DI担当薬剤師　「新薬については、はじめに添付文書やインタビュー
フォームを確認します。こういったものは、記載すべき項目や記載す
る順序が決まっているので、慣れると必要な情報がいち早く入手でき
ます。」

夏実　「添付文書などは製薬企業が持ってくるのですか？」

DI担当薬剤師　「いいえ。今は製薬企業は、添付文書の使用上の注
意などはあらかじめ厚生労働大臣に届け出なければならないし、直ち
にPMDAのホームページに公表するよう求められています。また、
使用上の注意などを変更する場合も変更する前に届け出なければなら
ないし、直ちにPMDAのホームページに公表しなければならないと

されているので、PMDA のホームページから入手するのが一番早い
し、間違いがありません。インタビューフォームは日本病院薬剤師会
というところで様式を決めているのですが、これも PMDA のホーム
ページから入手できます。」

翔　「発売された後の副作用情報なども重要ですよね。」

DI 担当薬剤師　「そうですね。ですから、関連する論文や学会情報
にはいつも気をつけています。それと、医薬品や医療機器の安全性情
報は、PMDA のメディナビに登録しておくと、タイムリーにメール
で配信されます。」

翔　「PMDA のメディナビでは、どのような情報が配信されるの
ですか？」

DI 担当者　「緊急安全性情報や安全性速報、医薬品リスク管理計画
いわゆる RMP ですね、あと使用上の注意の改定指示通知、回収情報、
承認情報などがあります。緊急安全性情報とか安全性速報というのは
知っていますか？」

翔　「緊急安全性情報は、緊急に注意喚起や使用制限などの安全
対策が必要だと判断された場合に出される情報で、イエローレターと
もよばれます。」

夏実　「安全性速報は、保健衛生上の危害発生・拡
大の防止のために、一般的な使用上の注意の改訂情報
よりも迅速な注意喚起や適正使用のための対応が必要
だと判断された場合に出される情報で、ブルーレター
ともよばれます。」

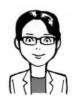

DI 担当薬剤師　「そうですね、どちらも厚生労働省の指示で製薬企
業が作成し配布します。医薬関係者に対してだけでなく、国民向けに
も作成されているのですよ。」

翔　「製薬企業からの情報も重要ですか？」

DI 担当薬剤師　「はい。やはりその薬について、一番情報を持って

いるのは、その薬を発売している製薬企業ですから。ただ、製薬企業はその薬を採用してもらうことが一番の狙いですから、気をつけないと不適切な情報提供が行われることがあります。」

翔　「どういうことに気をつけているのですか？」

DI担当薬剤師　「提供された情報については、必ず根拠を聞きます。そしてできるだけ根拠となった元の文献で確認するようにしています。新薬の場合は、PMDAの審査報告書も確認します。」

夏実　「製薬企業から提供される情報を鵜呑みにしないことも重要なのですね。」

DI担当薬剤師　「そうです。これには厚生労働省でも関心を持っていて、『医療用医薬品の販売情報提供活動ガイドライン』を作成して、製薬企業にそれを順守するよう指導しています。」

翔　「どういう情報に一番関心がありますか？」

DI担当薬剤師　「やはり、安全性に関する情報ですね。今は、製薬企業がRMPを作成するので、それを読めば何に注意すればよいかがわかります。」

夏実　「RMPとは、どういうものですか？」

DI担当薬剤師　「RMPというのはリスク・マネジメント・プランの略、リスク管理計画ともいうけど、以前は、製薬企業の開発部門は、薬の承認を取ってしまえばおしまいで、市販後調査部門に開発の段階で明らかになった問題が引き継がれないということがありました。でも、承認までにすべての問題が明らかになるわけではないので、開発から市販後までの一貫したリスク管理を目的としてRMPが作成されるようになったのです。RMPでは、製薬企業に対して、医薬品の明らかとなっているリスクや潜在的なリスクなどを特定し、それぞれのリスクに応じて情報収集等を行う医薬品安全監視活動と、リスクの低減化のためのリスク最小化活動を実施することが求められます。その内容は得られた情報により絶えず見直しを行います。こう

いったリスク管理の内容をわれわれ医療関係者が共有することで、市販後の安全対策の一層の充実強化を図ろうとしているわけです。」

夏実 「市販後の安全対策には、医療関係者の協力は欠かせないということですね。」

DI担当薬剤師 「その通りです。ですから、院内で経験した有害事象はすぐに製薬企業に伝えます。同時に重大なものについては、厚生労働大臣にも報告します。これは、『医薬品・医療機器等安全性情報報告制度』とよばれていて、医師や薬剤師などの医薬関係者には、有害事象が患者に生じていることに気づき、保健衛生上の危害の発生や拡大の恐れがある判断した場合は，厚生労働大臣に報告する義務があるのです。」

Key points

● 薬剤管理指導料を算定するには、DI室があることが要件になっている。

● 製造販売業者は、使用上の注意などはあらかじめ厚生労働大臣に届け出なければならず、また直ちにPMDAのホームページに公表しなければならない。

● 使用上の注意などを変更する場合も変更する前に届け出なければならず、また直ちにPMDAのホームページに公表しなければならない。

● インタビューフォームは病院薬剤師会で様式を決めており。PMDAのホームページからも入手できる。

● 医薬品や医療機器の安全性情報は、PMDAのメディナビに登録しておくと、タイムリーにメールで配信される。

● PMDAのメディナビでは、緊急安全性情報や安全性速報、医薬品リスク管理計画（RMP）、使用上の注意の改定指示通知、回収情報、承認情報などが配信される。

● 緊急安全性情報は、緊急でかつ重大な注意喚起や使用制限に係る対策が必要な状況にある場合に出されるもので、イエローレターともよばれる。

- 安全性速報は、保健衛生上の危害発生・拡大の防止のために、一般的な使用上の注意の改訂情報よりも迅速な注意喚起や適正使用のための対応の注意喚起が必要な状況にある場合に出されるもので、ブルーレターともよばれる。
- 緊急安全性情報も安全性情報も厚生労働省の指示で製薬企業が作成し配布する。医薬関係者に対してだけでなく、国民向けにも作成されている。
- 厚生労働省では、「医療用医薬品の販売情報提供活動ガイドライン」を作成して、製薬企業にそれを順守するよう指導している。
- 開発から市販後までの一貫したリスク管理を目的として RMP が作成される。
- RMP では明らかとなっているリスク、潜在的なリスクなどを特定し、それぞれのリスクに応じて情報収集等を行う医薬品安全監視活動と、リスクの低減化のためのリスク最小化活動を実施する。
- リスク管理の内容を医療関係者が共有することで、市販後の安全対策の一層の充実強化が図られるようになる。
- 医師や薬剤師などの医薬関係者には、有害事象が患者に生じていることに気づき、保健衛生上の危害の発生や拡大の恐れがある判断した場合は，厚生労働大臣に報告する義務がある。これを「医薬品・医療機器等安全性情報報告制度」という。

第1章
第2章
第3章
第4章
第5章
第6章

5-8 ｜ 副作用被害救済制度

山川指導薬剤師　「ところで、『薬害』ってどういうことが説明できるかな？」

翔　「薬の副作用被害を受けた患者さんが裁判を起こすことですか？」

山川　「裁判が起こることが条件じゃないよ。薬に副作用があるのはある意味当たり前だから、たとえたくさんの被害者が出たとしてもそれだけでは薬害とはよべないんだ。薬による副作用被害が社会問題になったときに薬害とよばれるんだよ。社会問題になるときは、その薬を提供した製薬企業か、処方した医師か、調剤した薬剤師か、あるいはそもそもその薬を許可した厚生労働省か、それらのどこかに不適切な対応があったということで、裁判になることが多いんだ。」

翔　「厚生労働省がちゃんとした審査を行わなかったとか、製薬企業が正しい情報を提供しなかったとか、医師や薬剤師が添付文書をきちんと読まずに処方したり調剤したとかいうことですね。」

夏実　「副作用が発生したのにすぐに回収されなかったということもありました。」

山川　「そう。だからね、法律が改正されたり制度が変更されたりするのは、薬害がきっかけとなっていることが多いんだ。例えば、妊娠中にサリドマイドを飲んだ母親から生まれてくる子にアザラシ肢症が発症したことを受けて、承認申請の資料に催奇形性の資料が求められるようになったり、抗ウイルス薬のソリブジンと5FU系の抗がん剤の併用で抗がん剤の毒性が増強され死亡例が発生したことを受け

て、使用上の注意の相互作用の記載方法が変更されたりしたんだ。」

翔 「医薬品副作用被害救済制度ができたのもキノホルムによる SMON（スモン、亜急性脊髄視神経症）の発生がきっかけだったと聞きました。」

山川 「健康被害の責任の所在をめぐって起こされた裁判が長期化して、その間の医療費の負担は被害者にとって大変なものになった。また、亡くなる人も出てきて、その人が家族の生活を支えていたとすると、残された家族は困窮してしまう。そういった人々を救済するという目的からできた制度が医薬品副作用被害救済制度だね。つまり、医薬品が原因で健康被害を生じた人やその家族にお金を支給するという仕組みだ。だから健康被害を受けた本人に対しては医療費や医療手当てが、また健康被害の結果後遺症が残った人には障害年金が、その人が18歳未満の場合はその人を養育する人に障害児養育年金が、健康被害を受けた人が亡くなっている場合はその遺族に遺族年金や遺族一時金、それにお葬式代が支給される。ただし、健康被害といっても何でもかんでもということではなくて、一定以上のものでなければならない。例えば、医療費や医療手当ては、入院を要する程度の健康被害が対象となる。」

翔 「じゃあ、薬疹が出て、皮膚科に通って治った場合などは対象にならないのですね。」

夏実 「そういったお金は国が支給するのですか？」

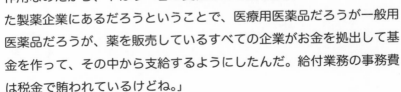

山川 「制度ができるときに議論があって、薬の副作用なのだから、やはり一番の責任はその薬を販売した製薬企業にあるだろうということで、医療用医薬品だろうが一般用医薬品だろうが、薬を販売しているすべての企業がお金を拠出して基金を作って、その中から支給するようにしたんだ。給付業務の事務費は税金で賄われているけどね。」

翔 「拠出金の額はどの製薬企業もみな同じなのですか？」

山川　「いやいや、さすがにそうはいかない。前年の売り上げに応じて、その一定割合を拠出することになっている。前年に給付が行われた薬を販売している企業は追加で拠出する。そうそう、薬局製造販売医薬品を製造販売している薬局も拠出金を出さなければならないんだ。ただし、製薬企業に比べれば売り上げは微々たるものだから、拠出金は年 1000 円だけどね。」

夏実　「副作用被害救済制度は PMDA が運営しているのですよね。」

山川　「これもさっきと同じ理屈なんだ。第一義的な責任はやはり製薬企業にあるのだから、国が制度を運営するのはおかしいだろう、かといって民間に任せるというのも世間に納得されないだろうということで、認可法人の『医薬品副作用被害救済基金』という組織が設立されたんだ。その後この組織に審査業務などいろいろな業務が追加されて、それに合わせて名称も変更されて、今の PMDA になった。だから、給付を受けようとする人は、健康被害の本人の場合もあるし遺族の場合もあるし、養育者の場合もあると思うけど、PMDA の理事長あて申請するんだ。」

夏実　「その患者を診た医師とかが代わりに申請するということはできないのですか？」

山川　「給付を受けようとする人が直接申請しなければならない。」

翔　「その健康被害に責任のある人がはっきりしていれば給付の対象にならないのですよね。」

山川　「そう。医薬品が適正に使用された場合だけが対象になる。もし給付されている途中で責任のある者がはっきりしたら、給付は打ち切られるよ。」

夏実　「薬が適正に使用されたかどうかとか、その健康被害が薬のせいなのか判断するのは難しそうに思えます。」

山川　「だから、PMDA の理事長は、その判断を厚

生労働大臣に委託していて、厚生労働大臣は、薬事・食品衛生審議会の意見を聴いて判断することになっている。ところで、副作用被害救済制度の対象とならない薬があるのは知っているよね？」

翔　「抗がん剤やワクチン、そして体外診断用医薬品や、殺菌剤や消毒剤などの直接人体に使用しないものです。」

山川　「そうだね。ただし、抗がん剤もワクチンもすべてというわけではない。抗がん剤については、副作用が起こるのを承知で使用するから除外されているんだけど、中にはそれほど重大な副作用を生じないものもあるので、除外の対象となる抗がん剤を厚生労働大臣が指定することになっている。それからワクチンも予防接種法で規定されているワクチンに限られる。これらのワクチンによる健康被害については予防接種法で救済措置が決められているので、二重に救済する必要はないというわけだね。」

夏実　「治験薬による健康被害も対象になるのですか？」

山川　「いいや。そもそも、医薬品医療機器等法に基づく製造販売の承認を受けていないと対象にならないんだ。だから、治験薬とか外国から個人輸入した薬は対象にならない。それからもちろん、医療機器や医薬部外品や化粧品による健康被害も対象にならない。ただ、再生医療等製品による健康被害は対象になるので、正確には医薬品等副作用被害救済制度とよばれている。」

夏実　「『等』は再生医療等製品のことなのですね。」

Key points

- 薬による副作用被害が社会問題になったときに薬害とよばれる。
- 妊娠中にサリドマイドを飲んだ母親から生まれてくる子にアザラシ肢症が発症したことを受けて、承認申請の資料に催奇形性の資料が求められるようになった。
- 抗ウイルス薬ソリブジンと 5 FU 系抗がん剤の併用で死亡例が発生したことを受けて、使用上の注意の相互作用の記載方法が変更された。
- キノホルムによる SMON の発生がきっかけで医薬品副作用被害救済制度ができた。
- 医薬品副作用被害救済制度では、健康被害を受けた本人に対しては医療費や医療手当てが、健康被害の結果後遺症が残った人には障害年金が、その人が 18 歳未満の場合は養育する人に障害児養育年金が、健康被害を受けた人が死亡している場合は、その遺族に遺族年金や遺族一時金、それに葬式代が支給される。
- 副作用救済給付の対象となるのは、一定以上の健康被害の場合で、例えば、医療費や医療手当ては、入院を要する程度の健康被害が対象となる。
- 医薬品を製造販売しているすべての企業が拠出して基金を作り、その中から救済給付が行われる。給付業務の事務費は税金で賄われている。
- 企業は、前年の売り上げに応じて、その一定割合を拠出することになっている。前年に給付が行われた医薬品を販売している企業は追加で拠出する。
- 薬局製造販売医薬品を製造販売している薬局も拠出金を出さなければならない。
- 医薬品副作用被害救済制度を運用するために、当初、認可法人の「医薬品副作用被害救済基金」が設立され、その後この組織に審査業務などいろいろな業務が追加されて、それに合わせて名称も変更されて、今の PMDA になった。
- 副作用救済給付は、給付を受けようとする人が、PMDA の理事長あて申請する。
- 健康被害に責任のある者が明らかな場合は、副作用救済給付の対象にならない。給付されている途中で責任のある者が明らか

となった場合は、それ以後の給付は打ち切られる。
- 副作用救済給付は、医薬品が適正に使用された場合だけが対象になる。
- PMDA の理事長は、薬が適正に使用されたかどうか、その健康被害が薬の副作用のせいなのかの判断を厚生労働大臣に委託していて、厚生労働大臣は、薬事・食品衛生審議会の意見を聴いて行う。
- 厚生労働大臣が指定する抗がん剤や予防接種法で規定されているワクチン、体外診断用医薬品や殺菌剤や消毒剤で直接人体に使用しないものは副作用救済給付の対象とならない。
- 予防接種法に規定されているワクチンによる健康被害については予防接種法で救済措置が決められている。
- 医薬品医療機器等法に基づく製造販売の承認を受けていない医薬品は副作用救済給付の対象にならない。したがって、治験薬とか外国から個人輸入した薬は対象にならない。
- 医療機器や医薬部外品や化粧品による健康被害も対象にならない。
- 再生医療等製品による健康被害は対象になるので、正確には医薬品等副作用被害救済制度とよばれている。

5-9 | 生物由来製品、感染等被害救済制度

山川指導薬剤師 「血液凝固製剤によるHIV感染と乾燥ヒト硬膜によるクロイツフェルト・ヤコブ病感染がきっかけで、生物由来製品が創設された。生物由来製品というのは、生物由来のものを原材料とするものの中で厚生労働大臣が指定したものをいうと定義されている。ただし、植物由来のものは初めから除かれている。」

翔 「生物由来医薬品ではなくて、生物由来製品となっているのは何故ですか？」

山川 「きっかけとなった乾燥ヒト硬膜は当時の分類でいうと医薬品ではなく医療用具、今でいう医療機器だったんだ。だから、『製品』という言葉で表すことになって、医薬品だけでなく、医療機器、医薬部外品、化粧品も対象としている。」

夏実 「そもそもなぜ生物由来製品という区分が設けられたのですか？」

山川 「通常の医薬品等に求められる規制に上乗せして生物由来製品に必要な規制を設ける必要があったからさ。原材料となる生物由来のものにはウイルスなどの感染微生物などが含まれている可能性があるけど、現時点ですべてがわかっているわけではないので、その危険は完全に排除することはできないよね。だからそうした情報にいつも注意しているような制度が必要なんだ。」

夏実 「感染症定期報告の規定がそれですね。」

山川 「そう。生物由来製品の製造販売業者は、製造販売した生物由来製品やその原料、材料による感染症に関する論文などを絶えずウオッチして、定期的に厚生労働大臣に報告しなければならないんだ。」

第1章

第2章

第3章

第4章

第5章

第6章

翔　　「それ以外にはどんな上乗せの規制がありますか？」

山川　「エイズやクロイツフェルト・ヤコブ病は、生物由来製品を
使用してから長期間経過後に発症するので、誰に使ったのかなどを長
期間たってからも把握できる仕組みが必要だったんだ。そうした仕組
み作りが、生物由来製品に必要な上乗せ規制の2つ目だ。」

翔　　「使用した患者さんの記録を取って、残しておくという規定
がそれにあたるのですね。」

山川　「そう。ただ、この規定は特定生物由来製品
に対してだけなので注意して。特定生物由来製品を患
者に投与した医療関係者は、患者の氏名、住所、使用
した製品の名称及び製造番号又は製造記号、数量、使
用した年月日などを記録しなければならない。そもそ
も、特定生物由来製品を使用する際には、患者さんに対し、その特定
生物由来製品の使用が必要であること、その特定生物由来製品が生物
に由来するものを原料又は材料としており、感染症に対する安全対策
が講じられてはいるものの、そのリスクを完全に排除することはでき
ないこと、使用の記録を必要があれば、その特定生物由来製品の製造
承認取得者等へ提供することがあること、などその特定生物由来製品
の適正な使用のために必要な事項について、適切な説明を行い、その
理解を得るよう努めなければならないとされている。」

夏実　「そしてその記録は使用した日から少なくとも20年間保存
しなければならないのでしたね。」

山川　「その保存の義務は管理者にあるんだよ。もし薬局で特定生
物由来製品を調剤したとしたら、薬局にも同じ規定がかかっているか
ら、保存は管理薬剤師が行うことになるね。」

翔　　「その特定生物由来製品を製造販売した製造販売業者の記録
の保存期間も20年以上ですか？。」

山川　「保存の義務は、製造販売の承認取得者にあるんだけど、保

存期間は 20 年ではなく出荷から 30 年だ。どこの医療機関に納入したかがわかるようにしてあるので、もしなにかあれば、承認取得者の記録、医療機関の記録とたどれば、その製品を投与された患者さんが特定できるようになっているのさ。」

夏実　「じゃあ、医療機関は製造販売業者から要請があれば、保存していた記録を提供するわけですね。」

山川　「ところが、医療機関は、その製品の使用による保健衛生上の危害の発生や拡大防止の措置を講ずるために必要と認められ、使用した患者の利益になるときに限り提供しなければならないとされているんだ。」

翔　「それは、薬局の場合も同じですか？」

山川　「そう同じだ。ただし、処方された医療機関から要請があった場合は、速やかに提供することが期待されているよ。」

夏実　「再生医療等製品は生物由来製品の対象にならないのですか？」

山川　「対象にならない。ただ、生物由来製品に求められることと同じことが再生医療等製品にも求められているんだ。特定生物由来製品に相当するものは、厚生労働大臣が指定して、指定再生医療等製品とよばれる。」

山川　「ところで、この血液凝固製剤や乾燥ヒト硬膜で健康被害を受けた人は、医薬品副作用被害救済制度の対象とならなかったんだ。」

翔　「えっ、あっそうか。乾燥ヒト硬膜は医薬品ではないからですね。でも、血液凝固製剤は医薬品だし、それによる副作用だから…。あっ、副作用じゃないんだ、感染症でした。」

山川　「そうだね。だから、これをきっかけに生物由来製品感染等被害救済制度が設けられたのさ。仕組みは、医薬品等副作用被害救済制度と同じと考えてよい。その後、再生医療等製品も対象となった。でもこういった制度はさかのぼって適用されることはないので、これ

らの被害者の人には救済給付は行われていないんだよ。」

Key points

- 血液凝固製剤による HIV 感染と乾燥ヒト硬膜によるクロイツフェルト・ヤコブ病感染がきっかけで、生物由来製品が創設された。
- 生物由来製品とは、生物由来のものを原材料とするものの中で厚生労働大臣が指定したものをいうが、植物由来のものは初めから除かれている。
- 生物由来製品には、医薬品だけでなく、医療機器、医薬部外品、化粧品もある。
- 生物由来製品には、通常の医薬品等に求められる規制に上乗せして生物由来製品に特有な規制が設けられている。
- 生物由来製品の製造販売業者は、製造販売した製品やその原料、材料による感染症に関する論文などを絶えずウオッチして、定期的に厚生労働大臣に報告しなければならない。これを感染症定期報告という。
- 特定生物由来製品を患者に投与した医療関係者は、患者の氏名、住所、使用した製品の名称及び製造番号又は製造記号、数量、使用した年月日などを記録しなければならない。
- 特定生物由来製品取扱医療関係者は、特定生物由来製品を使用する際には、患者に対し、その特定生物由来製品の使用が必要であること、その特定生物由来製品が生物に由来するものを原料又は材料としており、感染症に対する安全対策が講じられてはいるものの、そのリスクを完全に排除することはできないこと、使用の記録を必要があれば、その特定生物由来製品の製造承認取得者等へ提供することがあること、などの事項について適切な説明を行い、その理解を得るよう努めなければならない。
- 医療機関及び薬局の管理者は、特定生物由来製品の使用の記録を使用した日から少なくとも 20 年間保存しなければならない。
- 特定生物由来製品の製造販売の承認取得者は、販売等の記録を出荷から 30 年間保存しなければならない。
- 医療機関は、承認取得者から特定生物由来製品の使用の記録の

提供の要請があった場合、その製品の使用による保健衛生上の危害の発生や拡大防止の措置を講ずるために必要と認められ、使用した患者の利益になるときに限り提供しなければならない。

🔎 薬局は、処方された医療機関から要請があった場合は、特定生物由来製品の使用の記録を速やかに提供することが期待されている。

🔎 再生医療等製品には、生物由来製品に求められることと同様なことが求められている。

🔎 特定生物由来製品に相当するものは、厚生労働大臣が指定して、指定再生医療等製品とよばれる。

🔎 血液凝固製剤や乾燥ヒト硬膜で健康被害を受けた人は、医薬品副作用被害救済制度の対象とならない。そのため生物由来製品感染等被害救済制度が設けられた。

🔎 生物由来製品感染等被害救済制度は、医薬品等副作用被害救済制度と同様の仕組みとなっている。

🔎 再生医療等製品も生物由来製品感染等被害救済制度の対象となる。

🔎 こういった制度はさかのぼって適用されることはないので、血液凝固製剤や乾燥ヒト硬膜で健康被害を受けた人には救済給付は行われていない。

第6章　実習が終わって

6-1　レギュラトリー・サイエンス

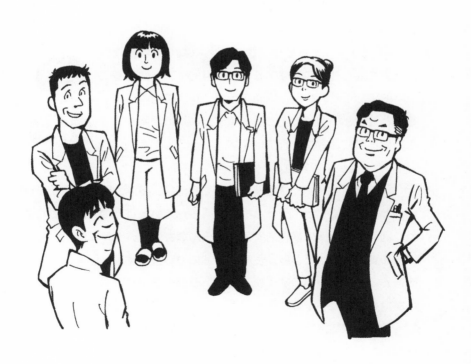

6-1 ｜ レギュラトリー・サイエンス

翔・夏実　「先生、実習が終わったので、報告にきました。」

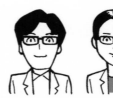

白神先生　「日報を見ていましたけど、２人ともよく頑張りましたね。」

翔　「学校で学んだ法規とか制度も実際の場にあてはめることで生きたものになりました。」

白神　「そう、それはよかったです。じゃあ最後に、レギュラトリー・サイエンスの話をしておきましょう。」

夏実　「レギュラトリー・サイエンス？　聞いたことないです。」

白神　「レギュラトリー・サイエンスは、『科学技術の成果を人と社会に役立てることを目的に、根拠に基づく的確な予測、評価、判断を行い、科学技術の成果を人と社会との調和の上で最も望ましい姿に調整するための科学』と定義されています。」

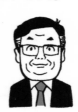

翔　「難しいですね。」

白神　「定義の中で、『根拠に基づく的確な、予測、評価、判断を行い』とあるのですが、十分な根拠が得られていることの方が稀ですよね。例えば、新薬の審査を考えてごらんなさい。非臨床試験や、臨床試験を実施するけど、有効性や安全性について確実だといえるデータを得ることは難しいですよね。でも、その薬を待ち望んでいる患者さんがいる以上、不十分なデータでもそのデータから最終的な姿を予測し、その予測結果を評価して、許可していいのかどうか判断しなければならないでしょ。その時の判断を行うときの姿勢が、定義にある

『人と社会との調和の上で最も望ましい姿に調整する』ということなんです。だからレギュラトリー・サイエンスは調整科学ともよばれてます。」

夏実　「医薬品は、有効性、安全性が十分に保証されて許可されるのだと思っていました。」

白神　「だから根拠の内容が変わると、判断が変わる可能性があるのです。」

夏実　「有効性、安全性が十分に保証されて許可されているのではないとすると、発売後の使用成績のデータとか副作用の情報が追加されることが重要になってくるのですね。」

白神　「現場の薬剤師がそのことを理解していれば、薬を育てることができますよね。」

翔　「あのう、今お話を伺っていると、EBM（Evidence-Based Medicine、根拠に基づく医療）もレギュラトリー・サイエンスといっていいのでしょうか？」

白神　「そうですね。EBM では、入手できるデータを用いてその患者さんへの最善の治療法を決めるわけですが、その姿勢はレギュラトリー・サイエンスそのものです。これからは薬剤師が医師に処方提案を行っていくことがますます求められるようになりますが、その際にレギュラトリー・サイエンスの考え方を身に着けておくことは重要です。判断しておしまいではないということを。」

第1章
第2章
第3章
第4章
第5章
第6章

Key points

- レギュラトリー・サイエンスは、「科学技術の成果を人と社会に役立てることを目的に、根拠に基づく的確な予測、評価、判断を行い、科学技術の成果を人と社会との調和の上で最も望ましい姿に調整するための科学」と定義されている。
- 不十分なデータでもそのデータから最終的な姿を予測し、その予測結果を評価して、許可していいのかどうか判断しなければならない。
- 判断を行うときは、人と社会の調和の上で最も望ましい姿に調整しなければならない。
- レギュラトリー・サイエンスは調整科学ともよばれている。
- 発売後の使用成績のデータとか副作用の情報が追加されることが重要になってくることを、現場の薬剤師が理解していれば、薬を育てることができる。
- 入手できるデータを用いてその患者さんへの最善の治療法を決めることを EBM という。EBM の姿勢はレギュラトリー・サイエンス。
- 薬剤師が医師に処方提案を行っていくことがますます求められるようになるが、その際にレギュラトリー・サイエンスの考え方を身に着けておくことは重要である。

索　引

【あ行】

アメニティ薬　38,39,41
イエローレター　182,184
一部負担　21-28,29,31-34,72,75,103,110,
　　　　111,145,148
一般用医薬品　19,22,125-130,132-136,139,
　　　　187
医薬情報管理室　153,155
医薬品医療機器等法　38,54,56,64,99,101,
　　　　120,123,125,136-138,189,191
医薬分業のメリット　144,145,148
医療費抑制　36
医療法　64,66,150,154
インターネット販売　125,137
インフォームド・コンセント　161,162,164
卸売販売業　121-124

【か行】

介護保険　19,22,46-51,115-117
介護保険施設　48,49,51
開店時間　58,60,64,65
かかりつけ薬剤師・薬局　145,146,148
覚醒剤原料　82,90,91,135,138
加算　39,41,104-107,109,110
学校薬剤師　67-70
家庭麻薬　135,138
患者申出療養　35-37
管理薬剤師　65-70,123,127,193
疑義照会　55,57,62,71,74-77,92,95,97,111,
　　　　113,145
キノホルム　187,190
業務を行う体制　56-61
居宅　31,33,46,48-51,115,117
居宅療養管理指導　49,51,115,117
ケアマネージャー　116,117
劇薬　81,83,126,128,136-138,139,141
健康サポート薬局　146,148
憲法　16,18

原薬量　77,78,80
後期高齢者医療制度　24,26,28,29,32,34,42,
　　　　44
向精神薬　75,78,80,88-91
向精神薬処方箋　88,89,91
後発医薬品　32,34,39,40,41,74,78,80,81,
　　　　92-97,101,104,106,110
国民医療費　19,22
国民皆保険　23-26,42,44,46
個人情報取扱事業者　99,101
個人情報保護法　99
混合診療　35,37

【さ行】

再教育研修　67,69
再審査　93,96,175-179
在宅医療　55,57,104,114,117
在宅患者訪問薬剤管理指導　115,117
サリドマイド　186,190
ジェネリック医薬品　74,76,92,93,94,171,
　　　　173,176,179
指定居宅サービス事業者　48,50,115,117
指定第二類医薬品　127,128,130-134
支払基金　28,29
社会保障　16-19,23,25
社会保障給付費　17-19
社会保障制度　16,23,25
生薬　105,107
処方箋数　59,60
処方箋の確認　55,57
処方箋枚数　59
処方欄　74,77,80,92
新医薬品　39,41,172,174-176,179
信頼性の基準　172,174
診療所　55,57,150-152,154,155,178,180
診療報酬　29,31,35-38,41,153,181
製剤量　77,78,80
製造販売後調査　175,177-179

索引

製造販売承認　38,171,173,174
生物由来製品　192-196
選定療養　35,37
先発医薬品　40,41,81,93-97

[た行]
第一類医薬品　122-124,126-130,132-134
第三類医薬品　126,127-130,132-134
第二類医薬品　127-134
地域医療支援病院　152,153,155
治験協力者　161,164,165
治験審査委員会　163,165
治験担当医師　161,162,164
治験届　170,171,173
治験薬　166-168,189,191
地方厚生(支)局長　30,31,33,115,117
調剤技術料　103,106
調剤基本料　103-107
調剤室　56,57,81
調剤所　55,57,153
調剤済み　111-113
調剤報酬　38,41,103,106,108,112,113
調剤料　103,105,106,107,109,110
調剤録　32,34,108,110-113
調剤を拒否　77
定額払い方式　36,37
出来高払い方式　36,37
店舗販売業　121-124,126,128,136,138,140,
　　　141
登録販売者　55,58,122-124,127,129,130,
　　　132-134,140
特定機能病院　152-155
特定健康診査　42-45
特定販売　125,126,128,137,138
特定保険医療材料　103,106,108,110
特定保健指導　42-45
毒薬　81,83,126,128,136-139,141
特許　93,96,175,176,179

[は行]
バイオシミラー　92,96,97
配置販売業　121-124,127,129,136,138
被扶養者　27,29,43,45
被保険者　23-25,27,29,42,46-51
病院　150,152

評価療養　35,37
病床　49,51,150-155
副作用の報告期限　178,180
副作用被害救済制度　186-191,194,196
服用時点　105,107
プラセボ効果　170,173
ブルーレター　182,185
分割調剤　77-80,104,106,107,111,112
保険医　25,26,28-31,33,37,38,40,41,72,
　　　74-76,92,103,106,108,110
保険医療機関　25,26,28-31,33,40,41,72,75,
　　　103,106
保険医療機関及び保険医療養担当規則　31
保険外併用療養費　35,37
保健事業　43,44
保険者　23-29,32,34,36,42-51,72,75,76
保険処方箋　71,74,76
保険調剤　28,72,112,113
保険薬剤師　28-34,75,76
保険薬剤師の登録　28-30,33
保険薬局　21,25,26,28-34,40,41,74,75,76,
　　　115,117
保険薬局及び保険薬剤師療養担当規則　31
保険薬局の指定　30,33,115,117

[ま行]
麻薬　14,60,61,64,75,78,80-90,105,107,
　　　109,135,138
麻薬及び向精神薬取締法　88
麻薬小売業者　82-87
麻薬処方箋　82-84,86,87
麻薬施用者　82,83

[や行]
薬学管理料　103,105-110
薬学的管理指導計画　115,117
薬剤管理指導料　181,184
薬剤師の人数　59,153
薬剤師法　12,55
薬剤服用歴管理指導料　108,109,110,112
薬剤料　38,41,103,106,108-110
薬担規則　30-34
薬歴　32,98,108,110,112
薬価基準　32,34,38,39,40,41,77,78,80,93,
　　　96,109,110

薬価差　40,41

薬局　54

薬局医薬品　139,140,142

薬局開設者　62,64-66,68,69,112,113,121,
　　　　　123

薬局開設者の遵守事項　62,68

薬局開設の許可　54-57,61,68,122,140

薬局製造販売医薬品　56,57,62,139-142,188,
　　　　　　　190

薬局調剤医療費　21,22

薬局ビジョン　144-146,148

要介護者　47,50,116,117

要支援者　47,50

要指導医薬品　56,57,125-131,133,134

要配慮個人情報　99,101

予防薬　38,39,41

［ら行］

リスク管理計画　182-184

療担規則　31-35

療養の給付　28,29,31-34,75

臨床研究中核病院　152,153,155

臨床試験　94,161,163-165,167-169,
　　　　171-174,176,177,179,198

レギュラトリー・サイエンス　198-200

レセプト　28,29

［アルファベット］

CRC　161-164,166,167

CRO　163,164,166,168

DPC　36

DI室　153,155,181,184

GCP　161,162,164-168,172,174

GLP　172,174

GPSP　167,168,177,179

MR　158,178

OTC医薬品　55-59,61,120,130

PMDA　171-175,177,179,181-184,188,190,
　　　191

SMO　166,168,187,190

SMON　187,190

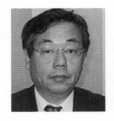

白神　誠（しらがみ　まこと）

東京大学大学院薬学系研究科修士課程修了後、厚生省に入省。医薬品の研究開発支援、承認審査、市販後安全対策、薬価、薬事監視、調剤報酬、老人保健などに携わる。この間、２年間 WHO に出向。厚生省退官後日本大学薬学部教授、帝京平成大学薬学部教授。薬事法規等の講義を担当。専門は、コンプライアンス、薬剤経済学、薬事制度、薬価制度。日本社会薬学会会長、日本薬学会レギュラトリーサイエンス部会部会長などを歴任。厚生労働省薬剤師試験委員、厚生労働省薬剤師国家試験出題制度検討委員、東京都薬事審議会委員、東京都登録販売者試験委員会外部委員などを務める。現在は、ノーベルファーマ㈱販売情報提供活動監督部門部門長。博士（薬学）。著書に「法律からわかる薬剤師の仕事」（じほう）、「薬剤師が知っておきたい法律・制度　キャリアデザインを考えて」（編著：じほう）、「休み時間の薬事法規・制度」（講談社）、「製薬企業のコンプライアンス―体制整備・徹底へのヒント―」（編著：じほう）、「使える薬剤経済学入門」（エルゼビアジャパン）など多数。

〈共著〉
野口　夏美（のぐち　なつみ）　帝京平成大学薬学部
薦田　翔（こもだ　しょう）　帝京平成大学薬学部

薬局実務実習に行く前に知っておきたい法律知識

2020 年 10 月 10 日　第 1 刷発行

著者　白神誠
発行　株式会社薬事日報社
　　　〒 101-8648　東京都千代田区神田和泉町 1 番地
　　　電話 03-3862-2141（代表）　　FAX 03-3866-8408
　　　ホームページ　https://www.yakuji.co.jp/
　　　オンラインショップ　https://yakuji-shop.jp/
DTP・カバーデザイン・印刷・製本　富士リプロ株式会社
イラスト　花小金井　正幸

Printed in Japan　　ISBN978-4-8408-1536-9